ÉTUDE

SUR

L'ARTÉRITE ET LA PHLÉBITE

RHUMATISMALES AIGUËS

PAR

LE Dr MARCEL LELONG

ANCIEN INTERNE EN MÉDECINE DES HÔPITAUX DE PARIS,
MEMBRE DE LA SOCIÉTÉ ANATOMIQUE.

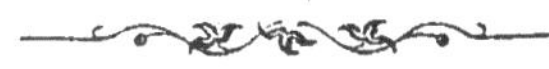

PARIS
ADRIEN DELAHAYE, LIBRAIRE-ÉDITEUR
PLACE DE L'ÉCOLE-DE-MÉDECINE

1869

ÉTUDE

SUR

L'ARTÉRITE ET LA PHLÉBITE

RHUMATISMALES AIGUËS.

ÉTUDE

SUR

L'ARTÉRITE ET LA PHLÉBITE

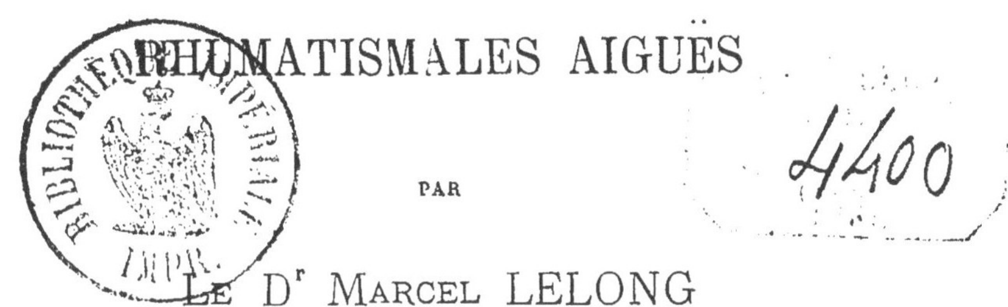

RHUMATISMALES AIGUËS

PAR

LE Dr MARCEL LELONG

ANCIEN INTERNE EN MÉDECINE DES HÔPITAUX DE PARIS,

MEMBRE DE LA SOCIÉTÉ ANATOMIQUE.

PARIS

ADRIEN DELAHAYE, LIBRAIRE-EDITEUR

PLACE DE L'ÉCOLE-DE-MÉDECINE

1869

ÉTUDE

SUR L'ARTÉRITE

ET LA

PHLÉBITE RHUMATISMALES

AIGUËS

Quo minus nota, eo magis
exploranda sunt.

FERNEL.

INTRODUCTION

Rien de plus commun en clinique que la diathèse rhumatismale. Elle s'empare des individus à la naissance, les accompagne pendant la vie, imprimant son cachet à toute leur histoire pathologique; elle leur survit en quelque sorte, transmise par eux à leurs descendants. Il semble, comme le professait Monneret, qu'elle est un de ces germes de destruction que la nature a pris soin de placer au dedans de chacun de nous pour assurer la mort de notre organisme, au cas où il échapperait à toutes les causes extérieures qui menacent son existence.

Graves ou légères, fugitives ou tenaces, occupant tour à tour tous les organes, tous les tissus, les manifestations se présentent chaque jour à l'observation du médecin qui, sous les apparences les plus variées, devra découvrir leur origine commune. Un grand nombre d'entre elles sont connues depuis longtemps et rapportées à leur véritable cause; les médecins des siècles passés excellaient dans ce travail de synthèse. Mais d'autres étaient ou complétement ignorées ou simplement soupçonnées, les moyens d'investigation dont nous jouissons aujourd'hui manquant à nos prédécesseurs.

Avec M. Bouillaud commence une phase nouvelle dans l'histoire du rhumatisme; il découvre le rhumatisme cardiaque, et le décrit du premier coup, avec tant de perfection qu'il ne laisse aux innombrables observateurs qui lui succèdent que des points de détails à élucider.

Depuis lors, maîtres et élèves, tous ont tenu à honneur de compléter ou de vérifier ses découvertes; mais les lésions des vaisseaux sanguins ont été pour ainsi dire reléguées au second plan dans cette série d'études. Signalées pourtant par M. Bouillaud, elles ont été plus tard négligées par les observateurs, et aujourd'hui les pathologistes semblent s'accorder à croire que le rhumatisme n'exerce sur ces organes qu'une influence secondaire, à longue échéance. L'artérite chronique et ses conséquences jouissent à peu près seules du privilége d'appeler leur attention.

Lorsque, dans le courant de l'année 1868, notre maître, M. Empis, appela notre attention sur la phlébite rhumatismale, nous fûmes étonné comme lui de n'en trouver aucune description dans les auteurs classiques. Quatre faits semblables qui se présentèrent à nous dans un intervalle de temps relativement restreint, nous engagèrent à étudier la question. La membrane interne des vaisseaux, qui présente avec celle du cœur une analogie si frappante, jouirait-elle du singulier privilége d'être soustraite dans le plus grand nombre des cas à l'influence du rhumatisme? Cette influence, si elle se fait sentir, se traduirait-elle par des symptômes si fugaces qu'ils échapperaient à l'attention des observateurs ; ou bien les auteurs, préoccupés à juste titre de l'étude des lésions cardiaques, auraient-ils recherché avec moins de soin les troubles vasculaires?

Il nous a semblé qu'il serait intéressant et utile de chercher la solution de ces questions. Nous nous sommes proposé, en étudiant les manifestations aigües du rhumatisme, qui ont pour siége les vaisseaux artériels et veineux, de nous assurer s'il n'y avait pas là une source de complication plus fréquente qu'on ne le pense généralement. Nous avons cru devoir insister sur les coagulations sanguines qui résultent de la phlébite, et qui jouent aujourd'hui, quelle que soit leur origine, un rôle si important en pathologie.

On excusera l'imperfection de ce travail, si l'on songe qu'après de longues recherches, il nous a fallu nous contenter de quelques matériaux épars. En revanche, les bons conseils ne nous ont pas manqué ; nous avons constamment trouvé auprès de nos maîtres le plus bienveillant appui. Je dois surtout de sincères remerciements à M. Empis, médecin de la Pitié, qui m'a guidé dans l'observation si difficile des malades, et à M. Isambert, qui a bien voulu me communiquer un faitdes plus intéressants et me faire part des nombreuses réflexions que ce fait lui a suggérées.

CHAPITRE PREMIER.

COUP D'ŒIL GÉNÉRAL SUR LE SYSTÈME VASCULAIRE SANGUIN.

Le système vasculaire sanguin représente dans son ensemble une poche fermée de toutes parts, que l'on a divisée physiologiquement en quatre départements ou systèmes secondaires, le cœur, les artères, les veines et les capillaires. Les quatre divisions de ce vaste système ont pour fonction commune de renfermer le sang, qu'un mouvement ininterrompu fait circuler incessamment, et passer de l'une dans l'autre. En outre, chacune d'elles a son rôle spécial: Les capillaires ont pour mission de faciliter l'échange des matériaux nutritifs entre le liquide sanguin et les autres organes de l'économie. Le cœur, les artères et les veines, jouissent à des degrés divers d'une contractibilité qui a pour but d'assurer le passage incessant du liquide nourricier dans les vaisseaux capillaires.

Au point de vue anatomique, la division est la même; on trouve dans tout le système vasculaire des dispositions communes correspondant aux fonctions communes, des différences plus ou moins tranchées, indices des différences fonctionnelles que nous avons signalées. Les capillaires n'ont qu'une seule tunique. Le cœur, les artères et les veines en ont trois, qu'on désigne aussi simplement que possible par les noms d'interne, moyenne et externe. La plus importante des trois, celle qui offre les différences les plus notables dans les divers systèmes, et même d'un point à l'autre d'un même vaisseau; est la tunique moyenne. Mais dans ce travail, c'est sur la tunique interne que nous nous appesantirons davantage.

La tunique externe constitue le péricarde au niveau du cœur où elle se dédouble en deux feuillets, de façon à donner naissance à une poche sans ouverture. Destiné à favoriser la locomotion assez étendue de l'organe circulatoire central, la péricarde affecte la disposition ordinaire des séreuses, qu'on retrouve aussi à l'état rudimentaire sur les grosses artères. A part cette modification toute locale, la tunique externe ou adventice ne varie pas dans le reste du système. Elle se compose de tissu conjonctif et de réseaux élastiques. Partout, elle isole les vaisseaux des tissus environnants et favorise les déplacements auxquels ils sont soumis par le fait des organes voisins ou par la nature même de leurs fonctions.

La tunique moyenne est presque entièrement formée de fibres musculaires lisses dans les veines et les petites artères; sur les artères de moyen calibre, ces fibres musculaires se mélangent à des fibres élastiques dont l'abondance croît insensiblement avec le calibre des vaisseaux, si bien que les premières disparaissent presque complétement sur l'aorte et les gros troncs artériels.

Au niveau du cœur, la tunique moyenne acquiert une importance capitale; c'est elle qui, formée de fibres musculaires striées anastomosées entre elles, forme exclusivement la masse charnue de cet organe.

Ainsi, la tunique moyenne, contractile ou élastique, est douée dans toutes son étendue d'une motilité spéciale : dans le cœur, elle communique au sang son impulsion; elle la renforce dans les artères de moindre calibre, et aussi, mais à un moindre degré dans les veines, où elle est bien moins épaisse.

La tunique interne existe dans toutes les divisions du système. Réduite à sa plus simple expression et en quelque sorte à l'état rudimentaire, elle forme complétement et à elle seule la paroi des capillaires. Dans toutes les autres divisions, elle est bien développée, et les différences qu'elle présente dans les divers points ne portent que sur l'épaisseur relative des parties qui la composent et sur le revêtement épithélial.

Les capillaires à une seule tunique sont formés d'une membrane claire et transparente, mince et à un seul contour, ou plus épaisse, et à double contour. De distance en distance se rencontrent dans son épaisseur des noyaux appartenant à des cellules invisibles sans réactif, mais dont le nitrate d'argent révèle l'existence.

A mesure qu'on s'approche des artères, on voit les capillaires perdre leur transparence, les noyaux devenir plus nombreux, et constituer enfin un véritable épithélium à la surface interne de la membrane propre qui, de son côté, se continue avec la tunique élastique des artères.

Dans les petites artères, la tunique interne se compose de deux couches : l'une épithéliale, à cellules fusiformes, pâles, avec des noyaux ovales, qui rappellent un peu les fibres lisses contractiles ; ces cellules sont d'autant plus difficiles à apercevoir qu'on se rapproche davantage du cœur. L'autre, élastique, lisse et tendue pendant la vie, striée de plis longitudinaux et transversaux après la mort, formant presque partout une membrane fenêtrée. Avec les artères d'un moyen calibre, apparaît entre les deux couches épithéliale et élastique une couche nouvelle, pâle et striée, parsemée de noyaux longitudinaux, dont la nature n'est pas encore bien connue, et que les uns regardent comme un épithélium d'une nature particulière, les autres comme un dérivé du tissu conjonctif.

La tunique interne s'épaissit dans les artères les plus volumineuses : l'épithélium y est toujours fusiforme et ne change guère; les couches sous-jacentes, tantôt homogènes, tantôt striées, tantôt nettement fibrillaires, sont le siége de l'accroissement d'épaisseur.

A ces divers éléments dont se compose la tunique interne des artères, ajoutons des cellules plasmatiques, réunies entre elles par de belles anastomoses, et qui paraissent jouer un rôle dans la nutrition des organes auxquels elles appartiennent.

La tunique interne des veines diffère peu de celle des artères :

Les plus petites veines se composent d'un tissu conjonctif homogène, indistinctement fibrillaire ou parsemé de noyaux et d'un épithélium rond ou oblong, à noyaux de même forme.

Dans les veines de moyen calibre, on rencontre un épithélium à cellules arrondies, une couche striée à noyaux et une membrane élastique analogue à la couche élastique des artères, non pas fenêtrée comme elle, mais formant un réseau continu à larges mailles.

On y rencontrerait parfois quelques fibres musculaires chez l'homme, et surtout chez certains mammifères.

Même structure dans les grosses veines, où l'augmentation de la couche striée et des réseaux élastiques longitudinaux constitue l'augmentation d'épaisseur dla couche interne.

En somme, épaisseur moins grande, développement moindre de la couche élastique, épithélium oblong, presque pavimenteux, telles sont les différences légères qui séparent la tunique interne des veines de celle des artères.

Les valvules des veines paraissent être de simples prolongements des tuniques interne et moyenne.

L'endocarde, qui fait suite, d'une part, à la tunique interne des veines, d'autre part à celle des artères, est une membrane blanchâtre qui tapisse exactement les anfractuosités dont est criblée la surface interne du cœur. Son épaisseur est variable ; considérable dans l'oreillette gauche, elle est bien moindre dans les ventricules, où elle laisse voir par transparence la couleur rouge du tissu musculaire. Comme les membranes que nous venons d'étudier, elle se compose de trois couches :

L'épithélium, à cellules claires, aplaties, polygonales, dont les noyaux sont un peu plus longs que larges ;

La couche élastique, formée de fibres élastiques longitudinales, les unes très-fines, les autres grosses, et disposées en réseaux seulement dans les oreillettes. On y trouve aussi du tissu conjonctif.

Enfin, une couche conjonctive parsemée de fibres élastiques fines et de quelques cellules plasmatiques ;

elle est très-mince sur les trabécules du ventricule droit et les muscles pectinés, et paraît manquer sur les cordes tendineuses qui se rendent aux valvules.

Quant aux valvules, siége principal de l'endocardite, elles sont formées par un pli de l'endocarde accolé à lui-même, et isolé seulement à la base de la valvule par un prolongement des anneaux fibreux du cœur.

Et maintenant, quel est le mode de vitalité de ces organes, dont nous connaissons la structure?

Les tuniques interne et moyenne se nourrissent, comme les autres tissus, par l'intermédiaire de leurs vaisseaux propres, les vasa vasorum; elles ont aussi leurs nerfs, qui ne servent pas seulement à la nutrition, et qui, sous le nom de vaso-moteurs, jouent un rôle important en physiologie et en pathologie. Quant à la tunique interne, elle est complétement dépourvue de vaisseaux et de nerfs; on en trouve seulement, et ils sont peu abondants, dans la couche profonde de l'endocarde.

Cette membrane se nourrit donc aux dépens des vaisseaux propres des tuniques sous-jacentes; c'est là un fait connu depuis longtemps. Les cellules plasmatiques de la membrane interne seraient, d'après certains auteurs, les principaux agents de transmission des sucs nourriciers. Elle se nourrirait aussi aux dépens du courant sanguin qui la baigne constamment, et on en donne pour preuve la nécrose de cette tunique dans les points où un caillot vient à interrompre le courant. La preuve ne nous paraît pas irréfutable.

Quoi qu'il en soit, c'est là une vitalité obscure, toute

parasitaire, en rapport avec les fonctions purement passives et mécaniques de la membrane.

On la retrouve dans toute l'étendue du système vasculaire, mais on serait tenté de la croire insuffisante surtout au niveau des valvules cardiaques, sur leurs bords libres si éloignés des quelques vaisseaux qui rampent encore à la base de ces replis.

Le liquide sanguin circule à l'intérieur de cette membrane interne en exerçant à sa surface un frottement continu qui en détermine l'usure et le renouvellement incessants. Mais il est des points qui, par leur disposition même, sont plus exposés que les autres aux conséquences de ce frottement; ce sont, dans le cœur, les replis valvulaires; dans les artères, la crosse de l'aorte et les éperons qui siégent au niveau des bifurcations artérielles; enfin, les valvules que l'on rencontre de loin en loin à la surface interne de la plupart des veines de moyen calibre. — Ce sont ces points aussi qui paraissent le plus exposés aux altérations siégeant sur la membrane interne des vaisseaux.

CHAPITRE II.

DE L'ARTÉRITE RHUMATISMALE AIGUE.

Identité de structure, identité de fonction, tel est le résultat de l'étude comparative que nous avons faite de la tunique interne dans les systèmes voisins, artériel et veineux. On pourrait ajouter identité de lésions : les différences légères que l'on rencontre dans les deux ordres d'organes pouvant le plus souvent s'expliquer par les conditions différentes de la circulation sanguine dans l'un et dans l'autre, ou par les qualités physiologiques quelque peu variables aussi des tuniques sous-jacentes. C'est ainsi qu'on rencontre plus souvent la rupture des tuniques internes des artères, plus souvent la dilatation des parois veineuses. Les artères, soumises directement au choc du cœur, deviennent athéromateuses, les veines, siége fréquent de stases sanguines, s'épaississent; des adhérences anormales s'établissent entre leurs diverses tuniques, entre la tunique externe et le tissu cellulaire voisin.

Nous n'avons pas vu l'artérite se développer, comme la phlébite, dans le cours du rhumatisme, et l'on verra plus loin combien peu les auteurs nous fournissent de renseignements à cet égard. Quelques traités classiques admettent pourtant l'influence du rhumatisme sur l'endartère; mais cette influence ne serait en quelques sorte que dynamique; elle aurait pour résultat dans le présent l'exagération des contractions du vaisseau, dans l'avenir les modifications lentes connues sous le nom d'athéromes. (Monneret, Trousseau et Pidoux.) — Quant à l'endartérite aiguë, il n'en est nullement question. Y a-t-il donc quelque raison anatomique ou physiologique qui nous échappe et en vertu de laquelle l'artérite serait plus rare que la phlébite; ou bien, cette dernière entraînant seule avec elle la coagulation du sang et les phénomènes qui en résultent, l'artérite nous seraitelle inconnue pendant la vie faute de symptômes, et après la mort faute de lésions suffisantes? Autant de questions qu'il nous faut examiner.

Les anciens connaissaient à peine le nom de l'artérite : Arétée et Galien en parlent, mais sans preuves anatomiques ; plus tard, Van Swieten, Monro, Haller, Morgagni, établissent son existence, ils décrivent l'artérite aiguë; mais nous pouvons croire que souvent ils la confondirent avec les lésions athéromateuses des artères. C'est dans ce siècle seulement que l'artérite joue un véritable rôle en pathologie. Avec J.-P. Franck, elle est regardée comme la cause de toutes les fièvres dites avant lui essentielles, et que nous rattachons aujourd'hui à des lésions du tube digestif. Ne connaissant pas ces lésions, et frappé d'ailleurs de ce fait qu'à l'autopsie des sujets morts de fièvres essentielles il rencontrait constamment l'injection de la membrane interne des vaisseaux, Franck avait vu là une cause de mort fréquente. Ses contemporains partagèrent son erreur, et Pinel la consacra par le nom de fièvre angioténique qu'il imposa à un grand nombre d'états morbides. Tour à tour acceptée et combattue, cette doctrine ne disparut définitivement que devant les expériences de Rigot et Trousseau qui montrèrent dans cette injection une lésion commune à tous les genres de mort et d'origine cadavérique. De nos jours, M. Bouillaud considère encore un certain nombre de fièvres essentielles comme dues à l'endartérite.

Pendant que l'artérite était ainsi battue en brèche, elle reparaissait sous un autre aspect plus conforme à la réalité des faits. Roche, Dupuytren, François (de

Mons), attribuaient à l'inflammation artérielle et à l'oblitération qui en serait la conséquence la gangrène des membres dont la cause était restée jusqu'alors ignorée. Cette opinion, mise en avant par d'aussi illustres autorités, expliquant d'une façon assez satisfaisante la plupart des faits, et qui semblait d'ailleurs avoir pour elle le contrôle de l'anatomie-pathologique, a régné jusqu'à nos jours. C'est dans ces dernières années seulement que la théorie de l'embolie, basée sur des expériences et des faits cliniques incontestables, s'est rapidement imposée. Depuis lors aussi, l'artérite a de nouveau perdu le terrain gagné par l'embolie, et dépossédée ainsi de ses divers rôles, elle a été quelque temps négligée au profit de sa rivale.

Elle existe pourtant, mais non pas telle que la comprenait Franck; l'observation exacte d'autres lésions anatomiques plus vraies et plus importantes ont fait justice de son système. Les altérations plus réelles observées par les auteurs que nous avons cités après lui, et regardées par eux comme la cause ordinaire de la gangrène spontanée, n'ont avec l'artérite que des rapports éloignés. Ce sont les athéromes artériels, lésions essentiellement chroniques et dont la nature inflammatoire est aujourd'hui l'objet de sérieuses discussions. Ce n'est plus que dans des cas exceptionnels qu'on regarde l'artérite comme cause de la gangrène.

Les anatomo-pathologistes modernes, à bon droit sévères pour les travaux de leurs devanciers, cherchent à reconstituer l'artérite sur des bases plus solides; ils en étudient de plus près les lésions qui ne sautent pas tout d'abord aux yeux; ils appellent surtout à leur aide le microscope. Telle sera la marche à suivre dans les cas qui nous occupent spécialement, quand il s'agira de ces lésions rhumatismales si fugaces, laissant si peu de traces après la mort. Sans ces précautions minutieuses, qui pourrait dire, à l'autopsie d'un sujet mort de rhumatisme, quelle a été l'articulation malade? Qui pourrait, en dehors de quelques dépôts fibrineux sur les valvules et les colonnes charnues du cœur, dire s'il y a eu ou non endocardite? Les autopsies de malades morts dans le cours d'un rhumatisme sont rares; rarement le système artériel a été examiné; plus rarement encore il l'a été avec les précautions que nous avons mentionnées; on ne s'étonnera donc pas du peu de matériaux que nous possédons sur ce sujet.

Bouillaud reconnaît deux sortes d'endocardites, l'une simple, superficielle, qu'il compare à l'érysipèle simple, l'autre profonde, analogue à l'érysipèle phlegmoneux. Guthrie admet de même deux espèces d'artérite interne qu'il appelle l'une érysipélateuse, l'autre phlegmoneuse. Moins heureux peut-être, Bérard ne distingue que celles qui sont compatibles avec la perméabilité du vaisseau et celles qui ne le sont pas.

Les auteurs nous offrent plusieurs exemples d'artérite phlegmoneuse. Dans un cas dont parle Andral (*Précis d'anat. pathol.*, t. II, p. 379), on trouva la membrane interne de l'aorte soulevée par une demi-douzaine de petits abcès égalant chacun le volume d'une noisette, et ayant leur siége entre les membranes interne et moyenne; le pus contenu dans ces abcès ressemblait au pus ordinaire du phlegmon. Il n'y avait dans l'artère aucune rougeur. Rokitanski, critiquant l'interprétation d'Andral, regarde ces abcès comme des athéromes; mais nous voyons Virchow relater un cas semblable et le différencier en toute connaissance de cause des altérations athéromateuses (1847); enfin, Rokitanski lui-même (1853), Lebert (1859), signalent des cas d'aortite suppurée.

Leudet, de Rouen, rapporte (*Archives*, 1861) plusieurs autres observations d'aortite suppurée à l'occasion d'un cas semblable qu'il a observé. Il étudie surtout dans son travail les relations de l'artérite et de la pyoémie; le pus, d'abord collecté sous l'endartère, est versé à la face interne du vaisseau, et de là entraîné dans le torrent circulatoire, où il produit les effets ordinaires à l'adultération du sang. L'étiologie occupe peu de place dans ce mémoire; les phlegmasies thoraciques y sont pourtant indiquées dans la plupart des cas comme phénomènes initiaux. Une seule observation d'artérite, celle de Spengler, coïncide avec des symptômes évidents de rhumatisme. Mérite-t-elle le nom de rhumatismale? C'est l'opinion de Leudet, mais le cas est si complexe que nous n'osons l'affirmer sans mettre l'observation même sous les yeux du lecteur. Nous croyons pourtant que les lésions pleurales et pulmonaires n'ont pas été la maladie principale, qu'elles ne sont survenues (du moins es lésions aiguës) que sous l'influence de l'aortite et de l'endocardite liées elles-mêmes au rhumatisme. Quant aux symptômes observés pendant la vie, ils ne pouvaient certes permettre de formuler un diagnostic précis, ils ne pourraient indiquer ni le siége de la lésion ni sa nature.

OBSERVATION Ire (1).

Au moment où je fus appelé auprès du malade, son affection remontait à neuf semaines, et avait été caractérisée par de la dyspnée, des crachats sanglants, de la congestion vers la tête et les poumons, un pouls plein et une fièvre intense. Le médecin qui donnait des soins crut avoir affaire à une inflammation des voies respiratoires et ordonna une saignée, des ventouses, et un traitement antiphlogistique complet. Le malade attribuait son affection aux circonstances suivantes : âgé de 38 ans et jusqu'alors bien portant, il s'était exposé au froid vers Noël 1846, en aidant à la délivrance de sa vache. Il eut alors du gonflement, de la douleur, de la roideur des doigts, en même temps qu'un mal de gorge. Des sangsues, des dépuratifs, des vésicatoires, améliorèrent assez rapidement son état, et il put se lever sans être néanmoins entièrement rétabli. Il souffrait toujours du mal de tête, dormait mal, et était tourmenté beaucoup par un sentiment intérieur de chaleur. Par une journée belle, mais froide, il traversa sa cour et alla à son étable; mais le soir de ce jour, il fut pris d'un frisson violent, et c'est de cette époque que date l'affection thoracique traitée sans succès par son médecin. Il éprouva alors des douleurs de ventre qu'il attribua à ce qu'il avait mangé du pain frais, des douleurs dans les épaules alternant avec des coliques, des battements dans le cœur et dans la tête, des pulsations dans les membres, de la dyspnée et de l'anxiété. Une saignée et des ventouses n'amenèrent aucune modification heureuse dans ces symptômes.

Je trouvai le malade dans le décubitus dorsal très-inquiet et se plaignant d'une grande anxiété; douleurs déchirantes sous-sternales; constriction dans la région précordiale avec sentiment de syncope et de mort imminente; sensibilité extrême aussi bien morale que de tout le corps; vertiges, douleur de tête pulsatile brûlante; par moments syncopes, impulsion des carotides visible au cou; douleurs de ventre accusées tantôt dans la région de l'es-

(1) Extraite du mémoire de Leudet sur l'*Aortite* (*Arch. gén. de méd.*, 18e vol.; 1861.

tomac, tantôt dans celle de la rate ou du foie. Depuis trois jours, il avait de très-violents frissons de longue durée et suivis d'une chaleur intense; ces accès de frissons se répétaient tous les trois jours avec plus d'intensité, mais ne manquaient jamais complétement. La peau était jaunâtre, brûlante, les pieds légèrement œdématiés. Le premier médecin, soupçonnant une fièvre intermittente, avait eu recours en vain au quinine. Le pouls était tremblottant, irrégulier, bondissant, variant de 100 à 120 pulsations à la minute; souvent une pulsation faisait défaut tous les trois ou sept battements. L'auscultation du poumon ne présentait rien de morbide; le cœur commençait au-dessus de la quatrième côte; l'impulsion forte et tumultueuse était perçue au-dessous du mamelon; aucune augmentation de volume du cœur à droite. A l'auscultation du ventricule gauche, on constatait que le second bruit était remplacé par un souffle; sur le trajet de l'aorte, souffle au second temps de même que dans les deux carotides. Augmentation du volume de la rate et du foie; épanchement dans le péritoine; urine peu abondante, trouble, sédimenteuse; un peu de diarrhée; soif inextinguible, à cause de la sensation de chaleur au-dessous du sternum; anorexie; langue nette, contractions spasmodiques fréquentes des muscles du thorax causant de violentes douleurs et suivies fréquemment de syncopes; absence presque complète de sommeil, rêves effrayants, réveil en sursaut; prostration extrême.

Le diagnostic fut ainsi posé : induration des valvules mitrale et aortique; dépôts à la surface interne de l'aorte, suivis d'inflammation; endocardite. L'inflammation est passée à l'état de suppuration, d'où la présence du pus dans le sang, et consécutivement frissons occasionnés par la pyohémie.

On ordonna de l'opium et de la digitale; l'état du malade demeura le même. Deux jours après, nouveaux frissons, crachements de sang, diarrhée intense, augmentation de l'œdème des pieds, épanchement dans les deux plèvres. — Acétate de plomb.

Mort, le 15 février 1847, dans la plus grande anxiété.

Examen du cadavre le 17 février. — On ne fut pas autorisé à ouvrir le crâne; dans chaque plèvre, épanchement d'une livre environ de sérosité claire et sanguinolente; adhérences légères du sommet du poumon. Le poumon était presque partout aéré, excepté à la base, où il était ferme, dense, et présentait à la coupe des granulations et un exsudat sanieux, signes d'une hépatisation cachectique. OEdème des deux poumons; dépression et cicatrices aux deux sommets; et dans le droit petit amas de tubercules crétacés; injection rougeâtre de la muqueuse des bronches; mucus épais, par places sanguinolent; quantité assez abondante de sérosité dans le péricarde; le cœur offre le double de son volume normal. Dans les deux cavités ventriculaires, sang abondant avec des caillots fermes et des filaments fibrineux intriqués dans les colonnes charnues; les parois du cœur ne sont pas épaissies, les cavités sont élargies. L'endocarde épaissi dans quelques endroits est nacré; quelques végétations sur la valvule mitrale; exsudat fibrineux sur les valvules aortiques. Sur la valvule aortique postérieure existait une excroissance d'un pouce de diamètre, lobulée et saillante dans la lumière du vaisseau, ayant son point d'insertion au-dessus de la valvule; l'autre valvule présentait moins de ces excroissances. Immédiatement au-dessus de la troisième valvule, on rencontrait une tumeur du volume d'une noisette, constituée par un petit abcès, contenant un pus épais et jaune; il siégeait entre les tuniques artérielles, il présentait un petit orifice, du diamètre d'une tête d'épingle, placé dans le cœur, d'où la pression faisait suinter du pus; la membrane interne de l'aorte était épaissie, friable, imbibée d'une couleur rouge-brun, se détachant facilement; la tunique celluleuse était normale. La cavité péritonéale contenait une livre environ de sérosité claire : foie double de son volume normal; son lobe gauche recouvrait complétement l'estomac et atteignait la rate; sa structure était normale; la rate offrait au moins le double de son volume, sa capsule était tendue, sa pulpe ramollie; la muqueuse stomacale, d'un rouge brunâtre dans le grand cul-de-sac, était ramollie; les tuniques muqueuse et séreuse des intestins étaient normales. Reins volumineux congestionnés; vessie revenue sur elle-même, contenant une petite quantité d'urine trouble et floconneuse; pancréas normal.

Dans son *Traité des maladies du cœur et des gros vaisseaux*, M. Gendrin rapporte une longue observation qui nous fait bien voir les difficultés du diagnostic de l'artérite dans certains cas. Elle porte ce titre significatif : « Rétrécissement de l'orifice auriculo-ventri« culaire gauche avec inocclusion de cet orifice par

« suite de l'induration de la valvule mitrale. Dilata-
« tion et hypertrophie de l'oreillette gauche du cœur.
« Maladies des artères dont les signes ont été mas-
« qués par l'affaiblissement des systoles du ventri-
« cule gauche. »

L'observation est longue ; on y trouve consignés les minutieux détails de huit examens faits à des époques éloignées ; les caractères de la circulation, ceux du pouls en particulier, y sont soigneusement notés, et c'est à la septième exploration seulement que M. Gendrin soupçonne une phlegmasie de l'aorte. La gangrène des membres inférieurs, puis l'autopsie, viennent bientôt confirmer ce soupçon en montrant l'aorte et ses principales divisions envahies par une masse énorme de matière analogue, dit l'auteur, à de l'athérome ramolli. Quand de pareilles lésions ne sont qu'à peine soupçonnées pendant la vie par un observateur tel que M. Gendrin, il faut avouer que nous ne pouvons accorder qu'une confiance médiocre aux prétendus moyens de diagnostic de l'artérite donnés par les auteurs.

Dans la plupart des observations dont nous venons de parler, la connaissance de l'artérite n'est due qu'à l'infection purulente qui en est la conséquence, ou à la présence d'abcès assez volumineux pour gêner le cours du sang. On ne s'étonnera donc pas que nous connaissions encore moins l'autre forme d'artérite, celle que les auteurs ont comparée à l'érysipèle superficiel. Comme l'endocardite, à laquelle elle correspond, elle ne donne pas lieu à la formation d'abcès. Comme elle, en effet, elle ne verse pas de pus dans le sang, elle est proliférante, c'est-à-dire se manifeste par la multiplication des éléments cellulaires et épithéliaux à la surface de la membrane interne. Nous ne chercherons donc dans cette seconde forme ni les symptômes de la pyoémie, ni l'expression de troubles mécaniques de la circulation.

En l'absence d'observations précises, on peut se demander par quels symptômes se traduiraient, le cas échéant, ces lésions étudiées récemment par MM. Cornil et Ranvier (*Archives de physiologie*, juillet-août, 1868). Les symptômes subjectifs ne sauraient être considérables, la membrane interne des artères est douée, comme celle de l'endocarde, d'une sensibilité obscure, et l'on sait que les malades atteints d'endocardite aiguë ne s'en plaignent pas; c'est au médecin à rechercher et à leur faire connaître la lésion. Quant aux symptômes physiques d'une si mince altération, nous ne pouvons avoir la prétention de les connaître, alors qu'à grand'peine nous soupçonnons les abcès dont j'ai parlé plus haut, ou les lésions athéromateuses les plus étendues, qui font perdre à l'artère ses propriétés physiques et physiologiques. Restent les troubles de la circulation périphérique, qui seraient dus à une sorte de réaction active de l'artère malade, mais nous ne saurions les démêler des troubles dus à l'affection rhumatismale primitive, ils ont été jusqu'à présent trop peu étudiés pour que nous songions actuellement à y attacher une grande importance.

Quant à la coagulation sanguine, conséquence fréquente de l'artérite aux yeux des auteurs qui nous ont précédés, elle est extrêmement rare, j'en trouve un seul exemple cité dans l'ouvrage de Stokes (*Traité des maladies du cœur*).

J'ai dit combien peu avaient été examinées les artères des sujets morts dans le cours d'un rhumatisme aigu ; les lésions caractéristiques de l'artérite ont donc pu passer inaperçues. On s'en convaincra à la lecture du mémoire déjà cité de MM. Cornil et Ranvier, relatif à des cas d'artérite aiguë, étrangers d'ailleurs au rhumatisme. On verra que des anatomistes consommés peuvent seuls affirmer aujourd'hui *post mortem* qu'il a existé une artérite aiguë.

En somme, nous croyons pouvoir tirer de ces considérations les conclusions suivantes : 1° Il existe une endartérite sous-séreuse dont les symptômes sont fort obscurs pendant la vie, qui ne se révèle souvent que par la présence d'un abcès troublant la circulation mécaniquement par son volume, ou dont l'ouverture dans l'intérieur du vaisseau donne lieu à des phénomènes d'infection purulente. L'origine rhumatismale de cette forme d'artérite est indiquée dans un cas que nous citons ; nous ne pouvons dire s'il existe d'autres faits semblables. 2° Les auteurs ont signalé et étudié dans ces derniers temps une autre forme d'endartérite occupant la séreuse elle-même. Les lésions qu'ils lui assignent ne sont appréciables qu'à un examen approfondi. Cet examen n'a été fait que rarement, peut-être jamais dans les cas de rhumatisme. Les symptômes, que l'on a lieu de croire légers, difficiles à constater, n'ont pas été recherchés sérieusement jusqu'à présent. Nul ne peut donc affirmer ou nier l'existence de l'endartérite rhumatismale avant que de nouvelles recherches aient été faites à ce sujet.

CHAPITRE III.

DE LA PHLÉBITE RHUMATISMALE AIGUË.

§ 1.

L'étude que nous avons abordée dans le précédent chapitre devait être nécessairement fort incomplète ; nous manquions de faits personnels, et les auteurs ne nous en ont pas fourni de suffisamment précis. Placé dans d'aussi déplorables conditions, nous avons dû faire appel aux données de la physiologie et de la pathologie générales, pour signaler un desideratum plutôt que pour émettre les idées qui nous ont séduit. Ici, bien que les matériaux soient épars et si peu abondants qu'aucun auteur n'ait été jusqu'à présent tenté de les réunir, ils existent pourtant en nombre suffisant pour servir de base à un ouvrage du genre de celui-ci. Les cas, relativement nombreux, que nous avons observés, ne peuvent laisser de doute dans notre esprit sur l'existence de l'endophlébite rhumatismale. Leur ressemblance, au moins dans les points principaux, avec ceux que nous ont légués nos prédécesseurs, contribue à nous confirmer dans notre opinion. Bien plus, en comparant les observations d'endophlébite évidemment rhumatismale à d'autres où la cause apparaît moins nettement, et qu'on a désignées sous le nom de phlébite spontanée, il nous a semblé que quelques-unes de ces dernières se rattachaient par un lien visible à la diathèse rhumatismale, et c'est à ce titre que nous les avons reproduites.

On sera peut-être disposé à nous en blâmer; mais que l'on considère que c'est là une manière de procéder naturelle à l'esprit humain, et d'un usage fréquent, surtout en médecine. Un fait isolé porte rarement avec lui tout son enseignement; il n'apparaît dans tout son jour que si on le compare à d'autres faits plus complets, ceux que l'on appelle types. C'est ainsi qu'ont été constituées les entités pathologiques.

Quatre cas de phlébite rhumatismale, dont deux ont fait l'objet d'une excellente leçon de notre maître, M. Empis, et dont les deux autres ont également été observés par lui dans son service d'hôpital, ont été le point de départ de ce travail. A côté de ces faits, nous avons placé ceux que nous ont fournis les auteurs. Le plus connu est celui qui a été publié en 1864, par M. Peter, dans plusieurs journaux de médecine, et reproduit plus tard dans les leçons cliniques de Trousseau. Ce fait intéressant a déterminé, sans doute, MM. Champouillon et Pelvet à publier, à peu près à la même époque, des observations semblables, que nous utilisons également. Nous empruntons un autre cas à M. Martineau, un autre, le premier en date, à M. Renouard. Enfin, il s'est produit dernièrement deux faits qui rentrent aussi dans notre sujet; l'un a été publié dans la *Gazette des hôpitaux,* par M. Fleury (de Langon), l'autre a été observé par M. Isambert, qui a bien voulu le mettre à notre disposition. Cette dernière observation, recueillie par notre distingué collègue Fouilloux, est un remarquable exemple de rhumatisme blennorrhagique.

Nous avons, en outre, connaissance de deux malades atteintes de phlébite rhumatismale, l'une chez M. Empis, l'autre chez M. Isambert, mais nous avons le regret de ne pouvoir mettre à profit ces deux observations encore incomplètes.

§ 2. — HISTORIQUE. — LIMITES DU SUJET.

La connaissance de la phlébite est d'origine récente; elle ne remonte guère qu'à Hunter (1796). A Breschet revient l'honneur de l'avoir fait connaître en France. On sait le parti que depuis on en a tiré pour expliquer les phénomènes de résorption purulente. C'est au point de vue de cette grave affection surtout qu'on l'a étudiée le plus souvent, négligeant ainsi les autres côtés de la question. Et pourtant, la phlébite spontanée, ou, mieux et plus généralement, la phlébite sous-cutanée, comme l'appelle Forget, diffère essentiellement de la phlébite avec plaie. Elle en diffère au même titre qu'une plaie pénétrante d'une articulation diffère d'une arthrite rhumatismale, une plaie pénétrante de poitrine d'une pleurésie ou d'une pneumonie de cause interne. Les auteurs qui se sont occupés de la phlébite, en dehors de la pyoémie chirurgicale, ont eu surtout en vue la phlegmatia alba dolens, soit des femmes en couches, soit des individus cachectiques, maladie différente, elle aussi, de la phlébite qui nous occupe, bien qu'elle ait avec elle plus d'un point de contact. Nous verrons, dans le cours de ce travail, combien les données acquises sur ce sujet par Forget, Gendrin, Legroux, Bouchut, Trousseau, Dumont-Pallier, Charcot, Ball, etc., nous seront utiles.

Bouillaud, dans ses divers ouvrages sur le rhumatisme et les maladies du cœur, signale la phlébite rhumatismale, qui, sans être fréquente, dit-il, n'est pas aussi rare que quelques-uns semblent le croire; mais il ne la sépare pas de la phlegmatia alba dolens. Des divers cas de phlébite qu'il apporte à l'appui de son assertion, il en est, en effet, qui ne sont autres que la phlegmatia elle-même, survenue, comme elle arrive le plus ordinairement, à la suite des couches. S'il les cite à l'occasion du rhumatisme, c'est à cause des épanchements articulaires qui existaient dans ces cas, épanchements purulents comme la phlébite elle-même. Ce sont là des faits qui, depuis, ont été étudiés séparément, et rapprochés de l'infection purulente et de la phlébite chirurgicale; nous n'avons donc pas à nous en occuper. C'est, sans doute, en les éliminant comme nous le faisons, que plusieurs auteurs ont pu dire que M. Bouillaud, qui considère la phlébite comme assez fréquente dans le rhumatisme, n'en rapporte aucun exemple. Même avec cette restriction, leur affirmation ne saurait encore être acceptée sans conteste; M. Bouillaud cite des cas de phlébite rhumatismale, en dehors de l'état puerpéral.

La première observation de son *Traité du rhumatisme* (p. 13), empruntée à un chirurgien militaire, signale la phlébite parmi les lésions trouvées à l'autopsie, à côté de lésions articulaires multiples. Mais, au dire de M. Bouillaud lui-même, la phlébite est contestable dans ce cas; nous ne nous y arrêterons pas. Un peu plus loin (p. 46, obs. 14), l'auteur rapporte avec détails une autopsie, que nous reproduisons, et où phlébite et rhumatisme sont également incontestables.

OBSERVATION II.

Rhumatisme articulaire aigu. — Pleurésie intercurrente ou coïncidente. — Mort. — Véritable pus mêlé de synovie dans l'articulation tibio-fémorale droite; articulation tibio-fémorale gauche rouge, un peu sèche, avec érosion des condyles du fémur. — Articulation radio-carpienne également rouge. — Matière purulente dans la portion de la veine crurale la plus voisine de l'articulation pleine de pus. — Rougeur et augmentation de volume du nerf crural.

Le 11 avril 1828, on ouvrit, en ma présence, à l'hôpital de la Charité, une jeune femme qui avait été affectée d'un rhumatisme articulaire très-aigu pendant le cours duquel il survint une pleurésie. (Cette pleurésie se manifesta peut-être en même temps que le rhumatisme; mais celui-ci ayant absorbé, sans doute, toute l'attention du médecin et des assistants, on ne la reconnut qu'à l'ouverture du cadavre.)

La malade ne passa qu'une quinzaine de jours à l'hôpital.

L'articulation tibio-fémorale gauche était rouge, un peu sèche, les condyles du fémur étaient érodés; il n'y avait point de pus. — L'articulation tibio-fémorale droite était pleine d'un véritable pus mêlé de synovie; la congestion sanguine était à peine marquée. (Pendant les derniers jours de son existence, la malade avait cessé de souffrir dans cette articulation.) Une des deux articulations radio-carpiennes était rouge comme l'articulation tibio-fémorale gauche, et avait été évidemment enflammée.

La portion de la veine crurale la plus voisine de l'articulation pleine de pus contenait une matière purulente mêlée d'une sanie rougeâtre. Dans tout le reste de son étendue, elle était oblitérée ainsi que ses divisions par du sang concret. (En plusieurs points on reconnut une certaine quantité de pus.) Les parois de la veine étaient épaissies surtout vers le genou. La membrane interne était d'un rouge-violet, et la concrétion fibrineuse ou fibrino-purulente s'en détachait facilement. L'artère crurale était libre. Le nerf qui accompagne les vaisseaux était plus rouge qu'à l'état normal, et nous parut sensiblement plus gros.

On voit que nous n'avons pas eu tort de l'avancer, dans ce cas, la phlébite et le rhumatisme sont incontestables; mais quel est le rapport qui les unit? La question est plus délicate à résoudre, vu l'absence de renseignements où nous laisse l'auteur sur ce qui s'est passé pendant la vie.

Il ne s'agit pas d'une femme récemment accouchée, comme celles dont parle M. Bouillaud dans le même travail, il n'eût point manqué de signaler cette circonstance et de nous décrire, comme il le fait pour les autres, l'état des organes génitaux. La malade a sans doute été traitée par des saignées; y aurait-il eu inflammation de la veine après la phlébotomie, et par suite infection purulente? C'est peu vraisemblable; les lésions cadavériques ne l'indiquent pas, et l'auteur ne paraît pas y songer. Enfin, la veine, placée dans le voisinage d'une arthrite devenue purulente, grâce à quelque disposition fâcheuse de l'économie, a pu s'enflammer à son contact. Mais on sait quelle résistance présentent les vaisseaux et les nerfs à ces inflammations de voisinage. Quant aux détritus puriformes trouvés dans le calibre du vaisseau, l'anatomie pathologique ne les regarderait sans doute pas aujourd'hui comme du pus. En somme, je serais disposé à voir dans ce cas une phlébite rhumatismale, si la plus grande rigueur n'était nécessaire quand il s'agit d'une affection encore contestée.

L'observation 118, du même ouvrage, se rapproche davantage de ce que nous avons vu; j'en donne ici le titre et ce qui est relatif à la phlébite.

OBSERVATION III.

Inflammation rhumatismale du genou droit et des veines du membre du même côté (phlegmatia alba dolens). — Rien au cœur. — Cas grave. — Une saignée locale de trois palettes le lendemain de l'entrée. — Terminaison par lésion organique du genou (hypertrophie, tumeur blanche, puis ankylose de cette articulation).

Il s'agit encore d'une jeune femme pâle et chétive, mais nullement cachectique ; après un retard d'un mois elle a des règles longues et douloureuses. A ce moment, elle se découvre dans son lit, prend froid, et le genou droit, qui est resté quelque temps exposé à l'air, devient le siége de vives douleurs et se gonfle. Le gonflement s'étendit peu à peu jusqu'à l'aine, mais ne dépassa pas le genou en bas. Depuis lors, la malade est restée dans le même état. Le moindre mouvement du membre malade exaspère la douleur. La douleur est violente, elle est soulagée dès le lendemain par les ventouses, les cataplasmes émollients, etc. La cuisse se dégonfle peu à peu ; mais la malade ne sort bien guérie qu'après trois mois de séjour à l'hôpital.

Ici, M. Bouillaud parle de phlegmatia, mais il spécifie bien que nous avons affaire à une phlébite. La malade est chétive, il est vrai, mais de là à la cachexie qui engendre la phlegmatia, il y a loin ; et si M. Trousseau signale la chlorore parmi les causes de cette maladie, ce ne peut être que la chlorore arrivée à la dernière période. La saignée doit être mise hors de cause, il n'a été appliqué que des ventouses *loco dolenti*, après le début de l'affection. Enfin, reste un seul point susceptible de jeter un doute sur l'interprétation de ce fait : la malade venait d'avoir des règles douloureuses après un mois de retard. Y a-t-il eu fausse couche ? Une fausse couche de deux mois s'accompagne-t-elle de phlébite ? C'est possible, mais nous n'en connaissons aucun exemple. Avouons au moins combien serait singulière la coïncidence d'un semblable fait avec un rhumatisme incontestable et né manifestement sous l'influence du froid.

Signalons enfin un cas que l'illustre professeur de la Charité ne fait qu'indiquer : « Au moment, dit-il, où se rédige cet article (paru en 1840), nous avons sous les yeux un très-remarquable exemple de phlébite chez une femme atteinte d'un violent rhumatisme du genou droit. Par suite de la phlébite des principales veines du membre correspondant, il s'est formé un œdème du pied, de la jambe et de la cuisse, et il existe en outre tous les autres symptômes caractéristiques de cette affection, connue sous le nom de phlegmatia alba dolens. (Cette femme n'est point accouchée récemment.) »

Pour M. Bouillaud, c'est toujours la phlegmatia alba dolens; mais, qu'on se reporte à la date de ses écrits, et l'on verra qu'alors cette affection n'était point aussi nettement délimitée qu'aujourd'hui.

Après les écrits de M. Bouillaud, parurent, sur les maladies des veines, d'importants travaux, dont nous avons déjà signalé les auteurs, mais ils se sont surtout occupés de la coagulation spontanée du sang dans les vaisseaux. S'ils parlent parfois de la phlébite, il n'est pas question dans leurs œuvres de la cause rhumatismale.

Nous trouvons pourtant dans un recueil médical étranger des faits qui nous intéressent, au point de vue spécial où nous nous sommes placé. Un certain nombre d'entre eux sont réunis dans un mémoire publié dans *London medical Gazette* (1838), sous le titre:

« Observations cliques sur la tendance actuelle à la phlébite, particulièrement chez les jeunes femmes, avec quelques remarques sur l'anasarque, par John Wilson, médecin de l'hôpital Middlesex. »

L'auteur y résume un assez grand nombre de faits qui se sont présentés à lui justement à la même époque, et dont quelques-uns sont relatifs à l'infection purulente des opérés, d'autres à celle des femmes en couche; d'autres, enfin, portent le nom de phlébite spontanée. Ceux-là nous occuperont seuls, et en même temps que nous insisterons sur la singulière coïncidence qui en a placé en même temps un si grand nombre sous les yeux d'un seul observateur, nous chercherons quels rapports ils peuvent présenter avec la diathèse rhumatismale. Nous laissons la parole à l'auteur anglais, bien qu'il ne donne pas les observations, à proprement parler, mais seulement le résumé des faits qu'il a eus sous les yeux et les remarques qu'ils lui suggèrent.

Le 9 janvier, nous admîmes trois jeunes femmes qui se plaignirent d'abord de douleur au front, douleur qui descendit dans le dos et affecta les extrémités inférieures, notamment les genoux et les chevilles. A l'époque de l'admission, nous les prîmes pour des cas de rhumatisme; mais, à la même époque, nous observâmes comme fait singulier que toutes elles avaient été prises de la même manière. En les examinant au lit le jour suivant, avant de faire la prescription, nous trouvâmes qu'elles se plaignaient fort de douleurs dans les genoux et les chevilles, mais sans rougeur ni gonflement, bien que très-sensibles au plus léger attouchement, avec plus ou moins de douleur aux jambes et aux cuisses.

Depuis ce moment jusqu'à la fin du mois (trois semaines), nous admîmes trois cas semblables, et deux autres se présentèrent dans les salles.

De ces 8 cas, 5 avaient une légère rougeur autour des jambes, depuis les genoux jusqu'aux mollets; cette rougeur avec douleur a existé depuis un petit nombre de jours jusqu'à un mois, et généralement la sensibilité était très-grande depuis le milieu de la jambe et de la cuisse jusqu'à l'aine. Chez quelques-unes, la douleur ayant été le plus sévère, le gonflement des jambes et des cuisses a été très-grand ; mais il n'en était pas toujours ainsi: chez d'autres, le plus léger attouchement avec le bout du doigt à l'aine, autour de l'abouchement de la saphène dans la veine fémorale, causait une grande anxiété.

La douleur siégeait ensuite le plus sévèrement au-dessous de la partie moyenne de la cuisse et de la jambe, sur le trajet de la grande saphène, ou plus profondément, sur celui de la gaîne fémorale. La rougeur ou l'érythème des jambes n'était pas, comme dans l'érythème noueux, en plaques, mais il était moins rouge et plus uniforme, s'étendant autour de la partie inférieure de la jambe comme celui de la scarlatine; et, quand la rougeur diminua, l'épiderme desquama. Mais même alors la sensibilité accrue au toucher autour de la jambe ne disparut pas de quelque temps et reparut souvent plus tard accompagnée de rougeur. Chez l'une, le mollet n'était pas rouge, mais blanc, tendu, luisant et très-gonflé, comme dans la phlegmatia alba dolens, avec grande douleur étendue du milieu de la cuisse à l'aine. Chez trois, on nota que la veine fémorale donnait au toucher la sensation d'une corde; mais les autres ne purent pas endurer la pression par laquelle on pouvait s'assurer de l'état des veines, particulièrement le long de la gaîne fémorale.

De ces 8 malades, toutes était jeunes, 2 seulement avaient plus de 32 ans, toutes étaient filles ; la menstruation régulière chez toutes, peu abondante seulement chez 4; 2 avaient de la leucorrhée; quelques-unes avaient l'apparence de la bonne santé; quelques-unes étaient pâles et souffraient d'une grande faiblesse; presque toutes avaient les yeux noirs.

Au commencement de 1832, nous eûmes plusieurs cas de même nature chez des jeunes femmes, de cause inconnue (idiopathiques); alors aussi on nota que presque toutes, sinon toutes, avaient les yeux noirs. A cette époque, nous perdîmes un cas ; à l'autopsie, on trouva les veines iliaques interne, externe et commune complétement remplies de fibrine et d'une sorte de substance semblable à du lait caillé, de façon à rendre ces veines imperméables à la circulation. Le liquide exprimé au dehors semblait être du pus et du sang mêlés. Les parois de ces veines étaient fort épaissies, et la jambe et la cuisse très-gonflées et tendues. . . . .

Il semble que cette phlébite peut débuter, d'une part par de la douleur et du gonflement des extrémités, avec ou sans rougeur; d'autre part, quand elle n'est pas accompagnée de gonflement des membres, par des symptômes semblables à ceux du rhumatisme, avec douleur dans les jointures, mais sans gonflement ni rougeur le plus souvent; cependant, chez beaucoup, les parties inférieures des cuisses étaient rouges et douloureuses à la même époque; mais, plus tôt ou plus tard, la douleur s'étendit du milieu de la jambe et de la cuisse à l'aine, où d'ordinaire elle était plus violente; parfois accompagnée de lignes rouges, beaucoup plus souvent sans cela; avec ou sans gonflement des jambes et des cuisses.

Les deux jeunes femmes qui furent atteintes de phlébite à la même époque, il y a environ huit semaines, quand elles étaient à l'hôpital pour des affections légères, sont encore toutes deux consignées au lit; mais dernièrement elles se levèrent par hasard. Ces deux femmes furent atteintes à la même époque, dans la même salle, et elles eurent des symptômes presque entièrement semblables, se modifiant en même temps. Toutes deux avaient eu occasionnellement la diarrhée, toutes deux avaient souffert à la même époque de douleurs presque également sévères dans les membres inférieurs; et, quand elles furent soulagées, toutes deux furent prises à la même époque d'une douleur et d'un sentiment de pesanteur à la région précordiale; d'une douleur violente qui, de la région sous-claviculaire, s'étendait sur le bras. Mais la douleur était la plus violente au-dessous du milieu du bras, sur lequel étaient des raies rouges. La douleur occupait tous les doigts; mais, dans les deux cas, deux doigts demeurèrent d'une exquise sensibilité et d'un rouge languissant; ils ne pouvaient supporter le toucher le plus léger. On distinguait une ligne uniforme d'un 1|6 de pouce de largeur environ, tantôt plus rouge et tantôt plus pâle que la peau, serpentant en spirale du petit doigt jusqu'au milieu du coude, en passant sur le dos du bras. Elles tremblaient à toute tentative faite pour toucher les doigts. L'une a maintenant sous l'aisselle une petite tumeur très-douloureuse jusqu'à ce qu'elle s'ouvrit. L'autre a beaucoup de douleur et quelque gonflement depuis la clavicule jusqu'au sein, avec des veines bleues. Elle compare la douleur des doigts à ce qu'on éprouverait en se rognant les ongles avec un couteau.........................

Le cas suivant, qui fait le neuvième, s'est présenté dernièrement à nous ; il s'agit d'une petite fille, la seule femme que nous ayons alors perdue à la suite de la phlébite. Nous n'avons pas eu de cas chez les hommes.

Marie Edwards, âgée de 9 ans, admise le 31 janvier. Malade depuis une semaine. Au début, malaise, vomissements, douleurs de tête et dans tous les membres ; dit avoir mal au genou droit sur lequel des sangsues ont été appliquées. Abdomen dur à la pression ; ventre relâché par un purgatif.

1er février. Quelque gonflement et beaucoup de douleur au-dessus de tout le genou droit ; langue sale et blanche, sensibilité générale à la région pelvienne, légère toux ; pouls petit et faible ; ne peut reposer sur le dos, repose sur le côté droit, la tête en bas et les genoux en haut. Elle ne voulut pas nous parler ; la garde nous dit qu'elle se plaignait à elle de douleur au toucher dans tout le corps, mais surtout dans le genou droit, l'épaule et le bras. Elle resta dans cet état jusqu'à la veille de sa mort, jour où elle fut prise de délire ; tout passait sous elle avec du sang dans ses mouvements. Des taches de purpura hémorrhagique apparurent sur diverses parties du corps qui devinrent jaunes.

Elle mourut cinq jours après son admission. Nous conclûmes que nous devions trouver de la phlébite avec des dépôts purulents.

Examen trente-quatre heures après la mort. La cavité abdominale contenait une quantité considérable de liquide couleur paille ; la rate grossie et congestionnée ; les deux reins très-gros et leur surface couverte de petites taches hémorrhagiques qui leur donnaient à l'intérieur l'aspect vascularisé. La substance du foie, généralement teinte de bile comme la surface interne de ces veines. Sur sa partie concave, près de la surface, on trouve quelques petits abcès purulents. La vésicule biliaire, très-grosse, distendue par la bile, était, ainsi que les parties voisines, colorée par elle avec plus d'intensité que de coutume. Les plèvres costales étaient entièrement couvertes des mêmes taches hémorrhagiques semblables à celles du purpura, aussi bien que le péricarde, et aussi la surface thoracique du diaphragme. Les plèvres pulmonaires étaient partiellement couvertes de lymphe, avec quantité considérable d'effusion séreuse dans les deux cavités, mais à un moindre degré que dans l'abdomen. Nombre de petits dépôts purulents dans divers points des poumons, mais surtout au voisinage de petits foyers apoplectiques, non loin de la surface. Quelques-uns d'entre eux contenaient plusieurs de ces petites cavités purulentes.

Cerveau. La face profonde de l'arachnoïde était fortement vasculaire, et, en outre, offrait de nombreux points hémorrhagiques généralement diffusés sur elle; et les sections du cerveau montraient des points semblables : les ventricules ne contenaient pas de liquide.

La veine cave inférieure et l'iliaque externe du côté droit, les seules veines examinées, n'offraient pas de traces de maladie. Mais, ayant trouvé les résultats de la phlébite (dépôts purulents), nous eussions trouvé des lésions dans le système veineux, si les circonstances n'eussent empêché un examen plus approfondi et plus minutieux.

Ce qui frappe surtout l'auteur du travail dont nous venons de reproduire des extraits, c'est, outre la multiplicité des faits qu'il observe simultanément, leur coïncidence avec d'autres phlébites également nombreuses, qui sévissent dans le même hôpital sur les opérés et les femmes en couche. D'autre part, il nous fait remarquer que, des deux séries d'observations dont il parle, l'une, publiée en avril 1832, dans le *Medical and physical Journal* (ouvrage que je n'ai pu me procurer), coïncidait avec une épidémie de fièvre pétéchiale en pleine activité et l'épidémie de choléra alors à son début à Londres; l'autre, celle de 1838, s'accompagnait également d'un grand nombre de cas de fièvre pétéchiale. Ne voyant pas à ces deux séries de faits d'autre étiologie spéciale, il se demande en conséquence si elles ne seraient pas sous la dépendance d'un état atmosphérique particulier, s'il ne leur donnera pas le nom d'épidémies, comme s'il s'agissait d'entités morbides analogues au choléra, à la grippe, à la fièvre pétéchiale. L'auteur penche vers cette opinion ; mais, si les circonstances qu'il relate ont pu n'être pas sans influence, nous croyons pourtant qu'il faut chercher dans un autre ordre d'idées l'explication des faits qu'il nous fait connaître. La cause occulte qu'il met en avant nous paraît susceptible seulement d'expliquer la terminaison fâcheuse dans les cas où elle est survenue.

D'autre part, il ne nous paraît point impossible de rattacher quelques-uns des cas cités dans ce mémoire à la cause rhumatismale. L'auteur n'a point, à notre avis, tenu suffisamment compte du mode d'invasion, de la marche, de la terminaison de la maladie, des douleurs articulaires surtout, qui motivaient peut-être plus qu'il ne le croit lui-même son diagnostic *a priori* chez ses premières malades. Toutes ces circonstances donnaient au moins à la discussion de ce diagnostic une importance qu'il ne lui a point accordée.

Quoi qu'il en soit, nous avons cru utile de reproduire cette série de faits remarquables dont nous n'avons pas trouvé l'analogue en France, et dont des observations ultérieures viendront peut-être un jour éclairer la pathogénie.

En général, les étrangers semblent accorder plus d'importance que nous ne le faisons à la phlébite spontanée ; Graves, par exemple, affirme qu'elle est assez fréquente.

Ce n'est pas qu'elle soit inconnue en France ; la plupart des médecins en ont observé quelque cas ; d'autres, comme Forget (Clinique médicale de Strasbourg), ont eu occasion d'en voir un assez grand nombre, mais ils n'en ont tiré aucune conclusion étiologique.

Trousseau, traitant la question de l'embolie à propos de la phlegmatia alba dolens (Clinique médicale, t. III, 2e édition), cite une observation très-détaillée de M. le Dr Thirial dans laquelle des phlébites multiples ont occasionné la mort. L'auteur, et avec lui Trousseau, ne voit pas dans la rhumatisme la cause qu'il a longtemps cherchée, dit-il, des phlébites multiples, très-localisées, survenant à diverses époques chez ce malade ; il avoue pourtant qu'elles doivent se rattacher à une cause générale qu'il ne connaît pas. Pour nous, bien que la physionomie de ces phlébites diffère de celles que nous avons observées, nous ferons remarquer que le malade était rhumatisant, et nous émettons encore dans ce cas l'hypothèse de la phlébite rhumatismale. Nous renvoyons d'ailleurs le lecteur aux leçons de Trousseau, regrettant que la longueur excessive de cette observation ne nous permette pas de la reproduire sans la résumer.

OBSERVATION IV.

M. X..., commerçant, 56 ans, tempérament lymphatico-nerveux, constitution robuste, est bien portant d'ordinaire, à part quelques malaises, tels que douleurs rhumatoïdes, gastralgie, constipation, hémorrhoïdes, eczema podicis.

En décembre 1861, M. X... éprouva, sans cause connue, dans le mollet gauche, un endolorissement accompagné de fatigue, courbature locale, sensibilité diffuse spontanée et à la pression ; tous ces symptômes sont considérés comme du rhumatisme vague. Traitement local par les calmants, les révulsifs ; le malade garde le lit.

Trois semaines plus tard (10 janvier), le malade se lève se croyant guéri; mais, le jour même apparaît un œdème étendu des malléoles à l'extrémité des orteils.

M. Thirial constata alors, vers le milieu du mollet, un cordon dur et noueux de 4 à 5 centimètres, d'ailleurs très-peu sensible; il remarqua quelques dilatations veineuses sur le membre, et conclut à l'existence d'une phlébite qui peut-être existait déjà, mais n'a déterminé l'œdème qu'à l'occasion d'une légère fatigue.

M. Richet, appelé le lendemain, constate les mêmes symptômes, l'œdème ayant seulement un peu diminué par le repos; le cœur est normal. Les deux consultants ordonnent des topiques résolutifs, et le repos absolu de la jambe malade.

1er février. Le cordon veineux a presque entièrement disparu, quand un autre rameau de la saphène se prend un peu au-dessus du premier, vers la partie externe du mollet, donnant lieu d'ailleurs aux mêmes signes que le précédent. L'œdème ne revient pas. — Même traitement; plus, quelques toniques, et des bains alcalins et sulfureux.

Au bout de quinze jours, M. X... se lève de nouveau, puis sort, et ne tarde pas à reprendre ses occupations. L'appétit revient, l'état général est parfait; la jambe gauche est seulement un peu plus faible que la droite; le malade se croit guéri pendant un mois.

15 mars. Nouvelle récidive: on constate encore la présence d'un cordon long de 4 à 5 centimètres, presque indolent, superficiel, siégeant à la face interne de la cuisse gauche, un peu au-dessus de la partie moyenne. MM. Richet et Thirial ne pouvant expliquer ces phlébites répétées, commencent à craindre qu'elles n'envahissent les gros troncs; ils instituent en conséquence un traitement général: iodure de potassium, eau de Vichy à l'intérieur; tous les deux ou trois jours, 30 grammes d'huile de ricin pour combattre la constipation habituelle qui pourrait entretenir la phlébite. Le reste comme ci-dessus. — Et, cette fois encore, la maladie est en voie de résolution au bout de huit jours.

Mais le 23 mars, après une soirée excellente, M. X..., se couchant à dix heures, fait un mouvement pour s'étendre dans son lit, et subitement il est saisi, *vers la région précordiale, d'une sensation vive douloureuse, mais de peu de durée*. Il n'en dit rien, et deux heures plus tard, dans un nouveau mouvement, il éprouve encore un moment d'angoisses. Vers le milieu de la nuit, il est réveillé avec un sentiment de malaise général, accompagné d'un peu de frissonnement, et ne se rendort que peu à peu.

Le lendemain, le malade est brisé, mal à l'aise, profondément inquiet et démoralisé. Les dispositions redeviennent pourtant meilleures vers le soir, et il se dispose à se lever; mais à peine il commence à s'habiller, qu'*il est saisi vers le cœur d'une angoisse indéfinissable, il se sent défaillir*, et tombe en effet sans connaissance. Il est encore en état de lipothymie et de collapsus quand arrive le médecin, qui a grand'peine à rétablir la respiration et la circulation à l'aide des procédés habituels.

MM. Richet et Thirial, réunis de nouveau le lendemain en consultation, constatent que les organes respiratoires sont sains, que le cœur offre seulement un léger bruit de souffle à la base. Examinant ensemble et les symptômes actuels, et les phénomènes qui se sont produits pendant la syncope, et les circonstances qu-l'ont précédée, ils ne peuvent se résoudre à voir dans ce fait ni un simple accident sans conséquence, ni une syncope due simplement à l'état adynamique du malade; ils inclinent, sans pourtant se prononcer nettement, vers l'idée d'une embolie.

En somme, en prévision soit d'un état adynamique très-prononcé, soit d'un accès de fièvre pernicieuse larvée, ils ordonnent l'extrait de quinquina et le sulfate de quinine. Ils insistent sur la nécessité du repos physique et moral; le malade est toujours en effet très-inquiet, la visite du médecin l'émeut au point de troubler d'abord sa circulation d'une façon notable.

M. Bouillaud, appelé le 26 mars à donner son avis, constate l'intégrité du système circulatoire central, ne voit dans les accidents qui se sont produits, que des accidents nerveux, et en somme, rassure la famille, et, autant qu'il le peut, le malade. M. Thirial ne peut partager son espoir, et continue de recommander un régime sévère, le repos absolu, et les plus grandes précautions.

Tout alla bien jusqu'au 28 mars; l'appétit revient, et la confiance renaît; plus de douleurs. Mais, dans la nuit du 28 au 29, le malade succomba subitement vers deux heures du matin; après un sommeil paisible, il se met sur son séant, avale une pilule, boit une gorgée d'eau, et se recouche. Quelques secondes après il pousse un gémissement, sa femme l'appelle, il ne répond pas; elle s'approche, le voit pâle, défait et sans mouvements. M. Thirial arrive dix minutes plus tard; il trouve le malade froid, glacé, la mort sur la figure. Plus de pouls, plus de battements appréciables au cœur; seulement quelques mouvements respiratoires à longs intervalles. C'est en vain qu'il veut le ranimer, il le voit expirer au bout de cinq ou six minutes.

Il n'y a pas eu d'autopsie.

Telle est en résumé cette observation, qui nous offre une série de phlébites bien différentes des nôtres. Le sujet est rhumatisant, mais atteint de rhumatisme chronique; il n'a eu, ni à une époque antérieure ni pendant sa dernière maladie, aucune manifestation aiguë de la diathèse. Les lésions locales, fort peu étendues, n'apparaissent point avec le cortége de symptômes physiques si intenses et si visibles que nous retrouvons dans nos observations; au contraire, l'état général est mauvais, les dispositions morales du sujet sont détestables, il a comme un pressentiment de sa fin prochaine. Puis surviennent à plusieurs reprises ces accidents redoutables d'anxiété précordiale et de syncope qui, de plus en plus graves, aboutissent à une syncope terminale. En présence d'un fait aussi intéressant et aussi instructif même pour nous, qui n'étudions qu'une des formes de la phlébite, j'ai pensé que la recherche de l'étiologie n'était pas le point le plus important de la question. Aussi ai-je accordé une large place à ce fait, et je l'ai reproduit afin de pouvoir rapprocher la complication qui survint dans ce cas d'une complication analogue que nous retrouverons dans la 12e observation de ce travail.

Enfin, sur la limite des faits douteux de phlébite rhumatismale, se trouve une observation de M. Martineau, publiée en 1864 dans la *Gazette des hôpitaux*.

La profession du malade, l'endroit où il travaille exposé aux courants d'air, l'absence d'autre cause susceptible de déterminer la maladie engagent l'auteur à faire de ce cas une phlébite *à frigore*. Mais nous ne craindrons pas ici de nous avancer plus que l'observateur lui-même, plus que nous ne l'avons fait jusqu'à présent, et d'affirmer hardiment la cause rhumatismale. Nous nous y croyons autorisé suffisamment par les nombreux points de contact existant entre cette observation et celles où le rhumatisme est évident. Le froid a été, il est vrai, la cause occasionnelle; mais un grand nombre d'individus, et ceux même qui auront un jour à en souffrir, s'exposent fréquemment à son action. Et quand le froid, un froid modéré surtout, donne lieu à une maladie, ne voyons-nous pas, derrière cette cause occasionnelle, une cause prédisposante qui dans le cas actuel ne peut être que la diathèse rhumatismale? Le malade n'a eu, il est vrai, qu'une seule manifestation articulaire peu accentuée; mais ne sommes-nous pas habitués à reconnaître le rhumatisme en dehors de ses formes les plus vulgaires; et cela chez les sujets surtout qui ont déjà souffert de quelque localisation de la diathèse, comme notre malade, qui antérieurement avait été affecté d'une sciatique de longue durée? Ce cas, isolé comme il l'était lors de sa publication, et surtout quand on l'observa (1862), pouvait permettre le doute, mais il ne nous paraît pas aujourd'hui susceptible d'une autre interprétation que ceux à côté desquels nous le rangeons à la fin de ce travail.

Quant à ceux qu'il nous reste à examiner, nous croyons désormais inutile la précaution d'en justifier le titre; nous chercherons, en les analysant, à esquisser d'une façon nécessairement imparfaite, vu le petit nombre des faits, l'histoire de la phlébite rhumatismale.

§ 3. — ÉTIOLOGIE.

Le rhumatisme n'épargne aucun âge de la vie, et sévit particulièrement sur les adultes; tel paraît être le cas de la phlébite rhumatismale. Les limites extrêmes, pour les faits non douteux que nous citons, ont été 16 ans et 62 ans, l'âge habituel, entre 30 et 35; ici, rien de spécial à noter.

Le sexe n'a pas plus d'influence; nous citons 6 cas de phlébite chez les hommes, 6 chez les femmes. Les 4 cas que nous avons observés personnellement se rapportent tous, il est vrai, à des femmes, mais remarquons que le service de M. Empis, où nous les avons étudiés, contient un nombre de femmes double de celui des hommes. Ce résultat est en contradiction flagrante avec le mémoire de l'auteur anglais que nous avons cité plus haut, car il relate 9 cas de phlébite tous observés chez des femmes, et il prend la précaution de nous dire qu'il n'en a rencontré aucun chez les hommes. Est-ce l'effet du hasard, ou le sexe a-t-il réellement exercé une influence, nous ne saurions le dire. Il ne semble pourtant pas que le système génital soit entré en jeu chez les femmes de Middlesex-hospital, placées toutes à cet égard dans des conditions différentes et généralement bonnes.

Nos observations sont réparties sur toutes les saisons; l'hiver paraît seulement un peu plus favorable au développement de la maladie; l'influence du froid est notée dans le tiers des cas environ. Rien donc qui s'éloigne encore ici des conditions ordinaires du rhumatisme.

Nous avons déjà signalé la remarquable coïncidence des phlébites de cause interne observées par M. Wilson et des phlébites chirurgicales et puerpérales qui sévissaient dans le même hôpital; rien de semblable n'est indiqué dans les autres observations dont les dates diverses font rejeter tout d'abord l'idée d'une épidémie. Disons pourtant qu'au moment où le sujet de notre observation 13 était à la Pitié, on comptait dans les salles de chirurgie de cet hôpital un certain nombre d'infections purulentes traumatiques et une phlegmasie sous-cutanée sans plaie. Nous signalons le fait, quelque répugnance que nous ayons à réunir des cas qui nous paraissent aussi dissemblables que l'infection.

Revenons aux circonstances propres à chacun de nos malades en particulier. La profession, dans les cas où elle est notée, ne paraît pas jouer d'autre rôle que son rôle habituel dans la production du rhumatisme. La constitution et le tempérament, variables avec les sujets, ne prêtent à aucune considération particulière; presque tous étaient d'une vigueur moyenne, aucun n'était très-affaibli. — Un seul malade est manifestement atteint d'alcoolisme, un autre a simplement l'habitude « d'un régime alimentaire opulent. »

Quelques-uns ont des antécédents rhumatismaux bien marqués, et bien qu'il soit difficile d'affirmer qu'ils n'ont pas déjà souffert de l'accident qui nous occupe, le contraire paraît peu vraisemblable. Rien d'étonnant à cela, il s'en faut que le rhumatisme soit une maladie identique à elle-même dans ses attaques successives.

Si nous cherchons maintenant ce qu'a été l'attaque dans le cours de laquelle survint la phlébite, la forme de cette attaque, sa durée, ses manifestations diverses, le moment précis où est apparue la complication vasculaire, nous nous trouverons en présence des caractères ordinaires du rhumatisme, unité dans le fond, variété extrême dans la forme.

L'arthrite rhumatismale concomitante, tel est le criterium qui nous permet d'affirmer le plus sûrement la nature de la maladie. Mais cette arthrite est variable à l'infini. Le malade de M. Martineau (obs. 7) nous offre cette arthrite à son minimum d'intensité. Pendant sept ou huit jours seulement, bien après le début de la phlébite, il ressent une douleur à la partie interne du genou, signe qui ne nous suffirait pas à coup sûr à établir notre diagnostic rétrospectif (même avec les réserves que nous avons faites), n'était la sciatique qu'on rencontre dans les antécédents du sujet. L'observation de M. Pelvet est plus intéressante encore : Un homme de 22 ans est pris en pleine santé, sans cause connue, de malaise, de courbature générale, qui arrive en peu de temps à une prostration complète des forces. Les mollets enflent, les cordons veineux apparaissent, accompagnés entre autres symptômes sur lesquels nous reviendrons d'une réaction fébrile à forme intermittente, cédant au sulfate de quinine. En six jours, les mollets reprennent leur volume normal, l'induration veineuse seule persiste encore douze à quinze jours, et le malade entre en convalescence. C'est alors seulement que le genou droit s'enflamme pour quatre à cinq jours, donnant ainsi à la maladie sa caractéristique, comme le dit l'auteur. C'est ainsi que, dans des circonstances analogues, l'arthrite vient souvent après coup établir ou confirmer aux yeux du médecin le diagnostic d'une endocardite rhumatismale.

D'autres fois, et ces cas sont les plus fréquents, la phlébite s'accompagne d'arthrites plus au moins nombreuses qui appellent d'abord l'attention. Elle débute en même temps que ces arthrites (observ. Trousseau, Champouillon), ou plus tard, soit quelques jours après seulement (obs. Raynouard), soit au bout d'un temps plus long. Chez la malade de l'observation 14, la phlébite ne nous fut connue que près d'un mois et demi après le début du rhumatisme, mais nous ne pourrions affirmer l'époque précise de son apparition, l'affection ayant pu nous échapper pendant quelques jours.

Enfin, il est une de nos malades chez laquelle c'est la phlébite qui à son tour a existé à son minimum, puisque nous ne l'avons constatée qu'une seule fois. Je me propose de revenir sur la discussion de ce fait.

A part les deux cas que j'ai cités précédemment, le rhumatisme a été polyarticulaire, erratique, douloureux, intense; nous le voyons affecter quelquefois les jointures des membres affectés de phlébite, s'y fixer même dans deux cas (observ. 13 et 14). Chose remarquable, le cœur est indemne dans la plupart de nos observations. Une seule des malades que nous avons observées présente des signes d'une endocardite évidente (observ. 10).

La lésion cardiaque est douteuse dans l'observation de M. Pelvet, elle l'est d'avantage encore dans notre observation 14, et chez les deux malades le bruit de souffle léger à la base doit être regardé probablement comme symptomatique de l'anémie. Je ne parle pas de l'observ. 15 dans laquelle nous n'avons pu constater qu'une maladie chronique du cœur, sans lésion valvulaire appréciable.

Si cette série de cas est en désaccord avec la loi de M. Bouillaud relative à la fréquence du rhumatisme cardiaque, faut-il voir là une simple coïncidence, une série, comme on dit, ou doit-on admettre, comme le fait Trousseau, que la phlébite a remplacé l'endocardite, et que les deux lésions sont jusqu'à un certain point incompatibles? La chose est possible, mais un plus grand nombre de faits seraient nécessaires pour juger définitivement la question.

La fièvre a été chez nos malades ce qu'elle est dans les autres cas de rhumatisme, variable dans les diverses observations; son intensité ne paraît pas avoir favorisé le développement de la complication veineuse.

Quant à l'état du sang, il n'a point été noté; nous examinerons dans un autre chapitre si la coagulation ne serait pas la cause de la phlébite, qui ne surviendrait que consécutivement; mais rien jusqu'ici ne nous autorise à attribuer au liquide sanguin dans les cas dont nous nous occupons une plasticité particulière.

Le rhumatisme s'est montré maladie primitive dans la plupart des cas, soit qu'il ait débuté par la phlébite d'emblée, soit qu'il ait été d'abord articulaire. Chez une de nos malades seulement (observ. 14) le rhumatisme survint après un mois de séjour à l'hôpital pour une maladie dont nous n'avons pu savoir le nom, mais que nous croyons pouvoir regarder comme une fièvre muqueuse, fièvre à forme bénigne, puisque la malade partait guérie pour l'asile de convalescence au bout d'un mois. Dans ce cas, la cause du rhumatisme est manifeste, c'est le refroidissement inséparable d'un assez long voyage en voiture effectué par une convalescente au mois de novembre. Le rhumatisme, polyarticulaire, à manifestations variables, affectait une forme franchement inflammatoire ; il en fut de même de la phlébite, qui fut très-douloureuse. La malade n'était d'ailleurs ni très-épuisée ni cachectique.

En présence d'un tel concours de circonstances, et de la relation évidente que nous ferons ressortir plus tard entre la marche des phénomènes articulaires et celle de la phlébite, nous ne pouvons voir, dans la lésion articulaire qui survint alors, une de ces coagulations qu'on dit n'être pas rares à la suite de la fièvre typhoïde.

La *blennorrhagie* a été constatée chez deux de nos rhumatisants : Une des femmes qui ont motivé la clinique de M. Empis (observ. 11) était affectée depuis quinze jours environ d'un écoulement blennorrhagique quand elle ressentit les premières atteintes d son mal du côté des articulations. Était-ce là un rhumatisme blennorrhagique ? On sait que tous les éléments d'un pareil problème ne sont pas complétement fixés. Pourtant, si nous nous réportons aux discussions qui ont eu lieu sur se sujet, aux exemples qu'on a donnés comme type de rhumatisme blennorrhagique, nous sommes autorisé à ne point considérer le nôtre comme tel, et à conclure que la blennorrhagie n'a nullement influencé la marche du rhumatisme.

La malade a déjà subi une atteinte de rhumatisme articulaire aigu généralisé; elle est tourmentée depuis longtemps par des douleurs arthritiques; les manifestations actuelles sont multiples, erratiques, s'adressent, non pas aux gaînes tendineuses et en général aux tissus périarticulaires, mais aux articulations elles-mêmes, et finalement elles ne se fixent sur aucune d'elles. Ce sont bien là tous les caractères opposés à ceux que les auteurs assignent aujourd'hui au rhumatisme blennorrhagique; aussi ne saurions-nous voir dans la réunion des deux affections chez notre malade autre chose qu'une simple coïncidence, à moins d'admettre que tout rhumatisme survenant dans le cours d'une blennorrhagie est par là même sous la dépendance de cette blennorrhagie.

Tout autre est le fait qu'a bien voulu nous communiquer M. Isambert. D'abord, le sujet est un homme, et l'on sait que le rhumatisme blennorrhagique est incomparablement plus fréquent chez l'homme que chez la femme. Il est atteint d'une blennorrhagie dont il ignore l'existence, et qui malgré, ou peut-être à cause de sa bénignité locale, semble agir sur toute l'économie à l'égal d'un poison des plus violents. Quelle que soit la théorie qu'on adopte pour les expliquer, on ne peut nier ces cas où la blennorrhagie s'accompagne d'un état général grave et de complications multiples. Ici, nous avons un état typhoïde très-prononcé, et, comme accidents éloignés de la maladie, une double orchite, l'arthrite polyarticulaire, les phlébites multiples.

Nul doute que l'orchite ne soit blennorrhagique. Quant aux lésions articulaires, nous les voyons offrir dans ce cas justement les caractères dont nous avons constaté l'absence dans le précédent : le rhumatisme est peu mobile; il envahit quelques articulations seulement, une surtout, celle du genou gauche, sur laquelle il se fixe pour longtemps. Il y détermine le gonflement, l'hypertrophie, l'induration des tissus articulaires et périarticulaires, qui ne reviennent que lentement à l'état normal. Il revêt, en un mot, cette forme, que l'on regarde d'ordinaire comme propre au rhumatisme blennorrhagique. C'est dans le cours de cette affection que surviennent l'œdème des membres et les autres symptômes de phlébite. Nous aurons plus tard à étudier ces symptômes, mais constatons, dès maintenant, que la nouvelle complication apparaît bien, comme la précédente, sous l'influence de cet état général grave, dû lui-même à la blennorrhagie. Que le sujet fût prédisposé au rhumatisme, qu'il le fût même, en vertu de circonstances que nous ignorons, à contracter une affection générale sérieuse sous l'influence d'une cause ordinairement bénigne, cela ne nous paraît pas douteux; mais il est incontestable aussi que la blennorrhagie a joué dans ce cas le rôle de cause occasionnelle nécessaire.

Une contusion du bras droit est bien indiquée dans l'observation, mais c'est là tout au plus une circonstance adjuvante, incapable de produire à elle seule la phlébite chez un sujet sain d'ailleurs. Si elle a déterminé la première localisation de l'affection, c'est à une cause plus générale qu'il nous faut rapporter cette affection elle-même, qui plus tard a envahi plusieurs points de l'économie.

Nous considérons donc ce cas comme un rhumatisme blennorrhagique compliqué de phlébite; et il nous semble qu'un pareil fait vient à l'appui de l'opinion des auteurs qui contestent à certaines formes de blennorrhagie le caractère de maladies locales pour les ranger parmi les affections *totius substantiæ.*

Le mode de traitement ne nous a paru avoir aucune influence sur le développement de nos phlébites, les unes ayant apparu avant toute espèce de traitement, les autres après les traitements les plus variés. Il est bien entendu que nous n'avons tenu aucun compte des phlébites survenues à la suite d'une ou plusieurs saignées; elles ne méritent plus le nom de rhumatismales.

Existe-t-il quelque condition capable de déterminer la localisation de la phlegmasie sur certaines veines de l'économie plutôt que sur d'autres? Nos observations nous montrent la phlébite de la plupart des veines des membres isolément ou sur le même sujet, mais il est incontestable qu'elle a siégé plus fréquemment sur les membres inférieurs. C'est là le siége constant des coagulations post-puerpérales, et cette localisation est facile à expliquer, mais les mêmes raisons n'existent pas dans le rhumatisme. Nous croyons pourtant qu'on pourrait ici encore invoquer les dispositions anatomiques. La circulation veineuse est soumise à plus d'obstacles dans les membres inférieurs; les veines intra-musculaires y sont plus nombreuses, et si la contraction a pour résultat la progression plus rapide du liquide sanguin, on conçoit que l'immobilité à laquelle est condamné le rhumatisant soit pour la circulation une condition fâcheuse. D'autre part, les genoux se sont montrés le plus fréquemment affectés d'arthrite; leur gonflement a été parfois énorme, et nous ne répugnons nullement à voir dans ces circonstances une cause adjuvante de la phlébite. Enfin, les membres inférieurs sont le siége presque exclusif des varices dont on connaît la tendance à s'enflammer. Un seul de nos malades (obs. 12) était porteur de varices apparentes, et c'est du côté où siégeaient surtout ces varices qu'a eu lieu la phlébite; mais nous savons encore fort peu apprécier les varices internes à leur début. Nous ne pouvons donc, quant à présent, préciser l'influence qu'elles exercent comme cause occasionnelle de la phlébite rhumatismale.

Il est généralement admis que les coagulations veineuses post-puerpérales siégent fréquemment, presque exclusivement à gauche, quand elles sont unilatérales. De nombreuses explications, plus ou moins plausibles, ont été données de cette préférence : c'est ainsi qu'on a mis en avant la disposition anatomique en vertu de laquelle la veine iliaque du côté gauche est soumise à plus de compression de la part des autres vaisseaux, l'inclinaison du rectum, puis, parmi les phénomènes appartenant en propre à la grossesse, la fréquence des positions occipito-iliaques gauches dans lesquelles la tête du fœtus comprimerait la veine de ce côté. Quelle que soit la valeur de ces explications, nous n'avons besoin de recourir à aucune, les deux côtés ayant été affectés avec une fréquence à peu près égale chez nos divers malades.

En somme, après cette revue des circonstances qui ont accompagné ou précédé nos phlébites rhumatismales, nous n'en trouvons aucune qui ait paru jouer un rôle important dans leur apparition, aucune qui se soit montrée constante et qui mérite réellement d'être prise en considération. La phlébite s'est montrée dans le cours d'un rhumatisme, mais nous ne saurions dire si telle forme de rhumatisme y prédispose plus que telle autre. Nous ne nous en étonnons pas, car les auteurs ne nous apprennent rien de plus relativement aux autres manifestations de la diathèse. Ils savent que, de plusieurs sujets rhumatisants exposés à une même cause qui réveille la diathèse, le froid, par exemple, l'un prendra une pleurésie, tel autre une arthrite, tel autre encore une endocardite ; mais si vous leur demandez la cause de ces différences, ils ne vous diront rien, sinon qu'elles existent en vertu d'une prédisposition spéciale, prédisposition qui n'est pas même constante, car elle varie chez un même sujet d'un moment à l'autre, d'une attaque à la suivante.

§ 4. — SYMPTÔMES.

Les observations que nous publions nous offrent à étudier deux ordres de symptômes bien distincts. Les uns, ceux de l'oblitération veineuse elle-même, sont faciles à saisir, à isoler, à interpréter. La lésion se présente à nous avec des caractères physiques identiques que nous retrouvons dans toutes les observations; partout, avec la phlébite, il y a coagulation sanguine, gêne de la circulation, et les conséquences qui en résultent. Mais déjà ces conséquences mêmes sont variables, variables avec l'étendue et le siége de la lésion, variables aussi avec certaines circonstances, telles que l'état général du malade et d'autres conditions moins faciles à préciser. A côté, et sur un plan à peine plus éloigné, se trouvent d'autres symptômes que nous pourrions appeler concomitants, mais qui, donnant à la maladie son cachet particulier, ne peuvent en être séparés. Telles sont les manifestations rhumatismales qui accompagnent la phlébite; tels sont surtout les phénomènes dits généraux, si complexes et d'une appréciation si difficile. On ne s'attendra donc pas à trouver dans cette seconde partie l'unité que nous signalons dans la première; ce serait demander au rhumatisme une manière d'être qui n'est pas dans son génie. Cela est vrai surtout pour les phénomènes circulatoires susceptibles d'être influencés par l'état du sang, par l'intensité des diverses manifestations locales, et soumis encore directement, et en quelque sorte pour leur propre compte, à une influence spéciale de la diathèse. Ce n'est pas tout, la phlébite, en même temps qu'elle agit comme toute autre inflammation pour modifier la marche du sang, apporte à son cours un obstacle physique qui, à son tour, jette un nouvel élément de trouble dans l'appréciation des phénomènes circulatoires. Cet élément est, à vrai dire, négligeable dans les cas légers, mais vienne un malade « amputé des quatre membres au point de vue de la circulation, » comme le dit Trousseau, et la question change d'aspect.

Elle n'a point été étudiée sous ce nouveau jour, même dans les faits, si bien connus aujourd'hui, d'endocardite proliférante, qui apportent au cours du sang un obstacle bien autrement important que nos phlébites; on conçoit que nous ne l'ayons point abordée.

Le premier phénomène qui attire l'attention dans la phlébite, c'est la douleur : symptôme suffisant pour donner l'éveil au médecin quand la phlébite survient d'emblée, elle ne l'est plus nécessairement dans la phlébite qui accompagne et suit l'arthrite rhumatismale. Un examen attentif sera nécessaire alors pour préciser le siége de cette douleur qu'on est tenté de rechercher tout d'abord dans les articulations voisines.

Elle existe spontanément et à la pression. La douleur spontanée est constante dans la phlébite; elle apparaît dès le début, et persiste plus ou moins longtemps pour disparaître parfois dès les premiers jours, toujours avant quelques-uns des autres symptômes.

Tantôt, et le plus souvent, elle acquiert d'emblée toute son intensité, comme nous avons vu chez les diverses malades que nous avons observées personnellement; elle est alors violente, continue, elle condamne le membre à une immobilité absolue. Tantôt elle est moins intense, mais toujours continue. Enfin, le malade de M. Martineau nous la montre revenant par accès d'une grande acuité, et dans leur intervalle disparaissant, non pas complétement, mais assez pour permettre au malade de travailler et de marcher avec une phlébite du membre inférieur.

Le malade, avons-nous dit, évite avec soin tout mouvement actif du membre phlogosé, mais il redoute également les mouvements communiqués; il se roidit, immobilise les jointures, et, si l'on n'y prend garde, on confondra ces phénomènes avec ceux qui se passent en pareil cas dans l'arthrite ou même dans la myosalgie. C'est donc la douleur à la pression qui seule est caractéristique du siége de la maladie. Elle est intolérable, à ce point que s'il s'agit d'une veine profondément située, elle s'oppose à une exploration complète; s'agit-il, au contraire, d'une veine superficielle, la douleur se réveille à tout contact accidentel. C'est ainsi que, siégeant au mollet dans l'observ. 14, elle contribuait à imposer à la malade une position bizarre, et telle que le poids du membre ne portât pas sur les veines enflammées.

Cette première période d'exquise sensibilité passée, et elle passe souvent rapidement, reste une sensibilité obtuse qui persiste dans la plupart des cas pendant un temps fort long.

Aux membres inférieurs, la douleur nous a paru avoir deux siéges de prédilection : à la cuisse, la face antéro-interne, dans un espace de quelques travers de doigt, commençant en haut, vers le sommet du triangle de Scarpa ; à la jambe, elle était surtout violente depuis la partie supérieure du mollet jusque sous le jarret. Elle existait, d'ailleurs, bien qu'avec moins d'intensité, sur tout le trajet des veines affectées ; et l'on pourrait, je crois, expliquer sa violence plus grande dans les deux points signalés par le plus grand nombre de veines qui s'y rencontrent.

La douleur s'étend parfois en largeur dans l'atmosphère celluleuse qui entoure le vaisseau malade, et cette diffusion paraît en rapport exact avec son acuité.

Dans les cas bénins, en effet, la diffusion était presque nulle.

Partout ailleurs que sur le trajet des veines enflammées, la pression, même vigoureuse, était indolente, fait important à noter, bien différent de ce qui arrive dans la phlegmatia alba dolens. Quant à la peau, sa sensibilité n'a jamais été exagérée dans nos observations ni dans celles de nos prédécesseurs. Une sensation générale d'engourdissement, de pesanteur, accompagnée de fourmillements dans les membres malades, sensation accusée surtout par le malade de M. Martineau, se retrouve dans plusieurs de nos observations; on en conçoit facilement le mécanisme.

Reste à expliquer, s'il est possible, cette douleur atroce que provoque la souffrance d'un système aussi peu sensible à l'état normal que le système veineux. Ce n'est pas la membrane interne du vaisseau qui se plaint; la pathologie de l'endocarde, d'accord en cela avec l'anatomie et la physiologie, nous apprend que telle n'est pas la façon dont la membrane vasculaire interne réagit contre l'inflammation. Il nous faut donc, en attendant une démonstration rigoureuse, chercher ailleurs l'explication de ce phénomène. Le gonflement, la rougeur, l'induration du tissu cellulaire périvasculaire, nous autorisent à penser que la veine n'est pas seule enflammée. Dès lors, n'est-il pas rationnel d'attribuer au moins une partie de la douleur à cette phlegmasie concomitante, ou à la réaction des extrémités nerveuses ou des troncs eux-mêmes, soumis peut-être à une compression de la part des parties voisines ou à une inflammation de voisinage.

La coloration doit être étudiée au niveau et sur le

trajet des veines oblitérées d'une part, d'autre part sur le tégument du reste du membre. Sur le trajet des veines, il n'existe, à part quelques ecchymoses, de coloration spéciale que dans les cas où les vaisseaux superficiels sont oblitérés. On voit alors se dessiner, avec un léger relief, un cordon de couleur rouge violacée ou rouge lie de vin, qui suit le trajet de la veine; quand plusieurs veines superficielles sont prises en même temps, on n'a plus affaire à un cordon, mais à des réseaux plus ou moins nettement dessinés comme après une injection artificielle. La couleur, tranchée surtout les premiers jours, disparaît et pâlit peu à peu en passant par diverses teintes qui sont celles de l'ecchymose très-adoucies. M. Peter nous apprend le parti qu'il a su tirer de cette coloration qui lui permettait de désigner d'avance les points qui allaient être le siége d'une coagulation nouvelle. Il en conclut que l'inflammation des veines a présidé à l'oblitération, ce qui donne au diagnostic phlébite une précision absolue. Nous n'avons pas été aussi heureux; le seul point où nous ayons personnellement constaté la rougeur étant le mollet, il était impossible de l'y étudier de bien près chez des malades difficiles à remuer. Contrairement à ce qu'a observé M. Peter, l'observation 14 nous a montré la coagulation accompagnée d'un œdème plus considérable qu'auparavant, précédant d'une dizaine de jours environ l'apparition de tout autre symptôme d'inflammation, tel que la douleur; mais ce serait à tort qu'on en tirerait une conclusion contraire à celle du professeur de l'Hôtel-Dieu. Il ne s'agit pas, en effet, dans ce cas, d'une veine qui s'enflamme isolément ou sous l'influence seule du rhumatisme; le cas est plus complexe; les veines du membre inférieur étaient enflammées, oblitérées depuis longtemps; le coagulum a pu s'étendre de proche en proche jusqu'à l'iliaque, et l'élément inflammatoire ne survenir que plus tard. La marche, ici, serait analogue à celle que suivent les coagulations spontanées.

La rougeur dont nous parlons n'existe pas sur tout le trajet de la veine malade; elle peut être circonscrite à quelques centimètres, et marquerait alors, selon toute apparence, la limite de l'inflammation. Dans un cas (Raynouard), on remarquait sur le trajet de la veine radiale, un peu au-dessus du poignet, une petite tumeur dure, peu saillante, d'un rouge vif, très-sensible au toucher, et ayant à peu près la circonférence d'une pièce de 50 centimes. Si la rougeur est bien circonscrite, dans quelques cas, en largeur, de façon à dessiner nettement la veine, il est d'autres cas où elle occupe une largeur de beaucoup plus grande que le calibre du vaisseau, 1 cent. 1/2 à 2 cent. (Raynouard), ou même à quelque distance autour de la veine, la peau est rouge, tendue, érysipélateuse (Martineau). C'est là un phénomène analogue à l'extension de la douleur que nous avons signalée, et qui doit s'expliquer de la même façon. Enfin, le cordon dessiné par la veine est parfois moniliforme, quand celle-ci est superficielle; on y reconnaît la place des valvules qu'on pourrait compter. Dans l'observation de M. Pelvet, la phlébite semble s'arrêter bien nettement en haut, au niveau d'une de ces valvules.

Une autre modification de la surface cutanée, siégeant le long de la gaîne du vaisseau, dans le cas de phlébite profonde, consiste dans la présence d'une légère ecchymose qui suit la marche décroissante habituelle à ce genre de lésion.

En dehors du trajet de la veine, le tégument du membre malade offre des caractères de coloration moins tranchés, mais qui méritent encore notre attention, et que nous étudierons en même temps que l'œdème auquel ils se rattachent.

Quant à la phlébite elle-même, elle offre encore un caractère important, la sensation que donne au toucher la veine oblitérée. Cordon dur, moniliforme, non pulsatile, roulant plus ou moins facilement sous le doigt et suivant le trajet connu de la veine oblitérée, telle est cette sensation spéciale et facile à constater dans bien des cas. Mais si ces caractères sont constants quand la veine est superficielle, il n'est pas toujours facile de les apprécier à toutes les périodes d'une phlébite profonde. Ils sont parfois dissimulés au début par un empâtement des parties qui entourent immédiatement le vaisseau, parties dont la rougeur et la sensibilité exagérées nous sont déjà connues. Même quand les symptômes de voisinage sont devenus moins intenses, quand la douleur moins aiguë permet une pression plus méthodique, il ne sera pas facile de sentir les reliefs et les dépressions qui correspondent à l'insertion des valvules dans les veines profondes; heureusement les autres symptômes suffiront amplement aux diagnostic de la phlébite. Sans parler des troubles fonctionnels, un cordon dur, douloureux, non pulsatile, situé sur le trajet de la veine femorale, par exemple, et près duquel on sentira des battements artériels, indiquera suffisamment une veine oblitérée.

Je n'ai pas besoin d'insister sur d'autres symptômes accessoires, tels que l'impossibilité de vider les veines malades, ou de les voir se gonfler, lorsqu'on exerce une pression légère entre le cœur et les extrémités. Si l'expérience de M. Peter prouve qu'une veine peut être enflammée sans être oblitérée, le même fait démontre que l'oblitération ne se fait pas attendre. Il est vraisemblable, en effet, que la coagulation sanguine est l'accessoire obligé de la phlébite, comme le professait Cruveilhier; et ce ne sera sans doute que dans des cas bien rares, qu'en l'absence de ce signe il sera possible d'affirmer, ou même de soupçonner la maladie.

De tous les symptômes sur lesquels nous avons insisté jusqu'à présent, la présence de ce cordon veineux induré est le plus persistant; il existe encore longtemps après que les autres signes d'inflammation ont disparu, et ne disparaît lui-même qu'à la longue, par un mécanisme qui ne nous est pas bien connu.

Tout obstacle au cours de la circulation de retour a pour symptôme obligé l'œdème; l'œdème existe donc dans la phlébite rhumatismale comme dans toute oblitération veineuse un peu importante, et il existe avec des caractères propres qu'il nous faut étudier. Il survient, dès le premier jour, si l'oblitération atteint d'emblée une veine importante, ou n'apparaît que peu à peu dans le cas contraire. Il débute par l'extrémité du membre, qu'il ne tarde pas à envahir tout entier jusqu'à la limite supérieure du coagulum. Dans une seule de nos observations (observ. Pelvet), l'œdème n'est point nettement indiqué, il y est seulement parlé d'une sorte d'empâtement siégeant au voisinage des veines oblitérées; tous les observateurs signalent un œdème diffus, seul ou concurremment avec cet empâtement. Le volume du membre est notablement augmenté, il peut être doublé (Martineau), mais, d'ordinaire, l'augmentation est moindre. Elle est régulière, c'est-à-dire qu'elle affecte à peu près également les diverses parties du membre malade, mais elle varie singulièrement d'un moment à l'autre. A la fin de la maladie surtout, quand l'œdème, seul persistant, commence à diminuer et tend à disparaître, la station debout et la marche le ramènent avec une ténacité désespérante, pendant des mois et des années (Champouillon). L'augmentation de volume du membre est en rapport avec l'importance de la veine oblitérée; toute oblitération nouvelle s'accompagne d'un œdème plus considérable.

L'œdème est dur ou mou selon les cas; nos observations ne sont point d'accord à ce sujet; les unes nous le montrent recevant et gardant facilement l'empreinte du doigt, les autres résistant et ne s'affaissant pas sous la main qui le presse. Jamais une pression modérée exercée sur les parties œdématiées n'a déterminé de douleur quand on a eu le soin de ne pas comprimer les veines malades; c'est là un important caractère diagnostique entre la phlébite et la phlegmatia alba dolens. Il n'existe d'exception à ce sujet que chez le malade de M. Isambert, et dans ce fait la coexistence de l'adénite et de la phlébite explique suffisamment les caractères particuliers de l'œdème.

Dans tous les cas, l'aspect général des téguments a différé de ce qu'il est dans la phlegmatia. On n'y voyait pas cette coloration blanche, nacrée, luisante, cet aspect tendu qui caractérise si bien, dès l'abord, la phlegmatia alba dolens. Chez nos malades, au contraire, les parties gonflées étaient d'un blanc terne, grisâtre, rien, du moins chez ceux que nous avons vus, n'indiquait ni une tension exagérée des tissus, ni des troubles de nutrition notables. Tout au plus y trouvait-on ces veinosités légères, indices certains d'un trouble de la circulation profonde.

Il n'en a pas été de même dans les observations de quelques-uns de nos prédécesseurs : la cyanose du membre, le refroidissement, les pétéchies et jusqu'au sphacèle du derme, nous montrent à quel point la circulation du membre et sa nutrition étaient troublées. Nulle part, ces phénomènes n'existent avec plus d'intensité que chez le sujet de l'observation 6, dont le sphacèle, bien que superficiel, fut suivi d'ulcères qui ne se cicatrisèrent pas, mais persistèrent longtemps avec le plus mauvais aspect, analogues en tout aux ulcères variqueux, dont ils se rapprochent par bien des points.

Les ecchymoses ont toujours été bénignes, et il n'est point signalé de véritable hémorrhagie, malgré la difficulté du retour du sang veineux. M. Bouchard (thèse d'agrégation, 1869), dans ses recherches sur la pathogénie des hémorrhagies, a remarqué comme nous la rareté des épanchements sanguins dus à l'oblitération des veines des membres. Il en donne plusieurs motifs : d'abord la résistance naturelle plus considérable dans les veines des membres que dans certaines veines viscérales; d'autre part l'affaiblissement général de l'organisme, qui permet aux parois veineuses de se dilater passivement sans réagir, et par suite sans se rompre; enfin, la facilité de transsudations séreuses, la tension des tissus qui en résulte, et les rend aptes à servir de soutien aux vaisseaux dilatés.

En rapport avec la cyanose et la difficulté de la nutrition interstitielle se trouve l'abaissement de la température signalé par M. Martineau. La différence était de 2 degrés entre les orteils cyanosés du côté malade et ceux du côté sain. Un semblable écart dans la température des deux membres n'a été noté dans aucune autre observation; nous ne l'avons pas, quant à nous, mesurée à l'aide du thermomètre, mais la main appliquée alternativement sur l'un et l'autre membre était loin de nous faire supposer un pareil résultat. Ici, du reste, deux éléments sont en présence, la difficulté de la circulation, cause de refroidissement, la phlegmasie, cause d'augmentation de la chaleur; et ce n'est évidemment qu'à la dernière période, quand l'inflammation est tombée, que survient cette modification énorme dans la température.

C'est sans doute à un phénomène du même ordre qu'il faut rapporter le sphacèle du derme observé dans un cas. C'est un fait exceptionnel, et quant à la véritable gangrène que nous ne voyons pas signalée, rien ne nous l'a jamais fait craindre. Il paraît en effet bien démontré aujourd'hui que la gangrène est un phénomène extrêmement rare à la suite de l'oblitération veineuse non compliquée d'artérite. C'est à peine si on en trouve quelques exemples sur des milliers de cas d'oblitération publiés dans la science. Ribes a cité un fait de gangrène de la jambe survenue à la suite d'une phlébite de la veine saphène interne (*Revue médicale*, t. III, 1825) et Baffos en rapporte un autre tiré de l'ouvrage de François de Mons sur la gangrène spontanée. Il est bien entendu que nous parlons seulement ici des oblitérations non compliquées de plaie, car on sait la facilité avec laquelle se produit le sphacèle sur un membre œdématié autour de la solution de continuité la plus légère.

Nous en avons fini avec l'étude de la phlébite en elle-même, il nous faut maintenant aborder la description des phénomènes qui l'ont accompagnée. Après avoir cherché, dans la partie étiologique de ce travail, à connaître l'influence des diverses manifestations rhumatismales sur l'apparition de la phlébite, cherchons l'influence inverse qu'exerce cette dernière une fois déclarée sur les autres manifestations de la diathèse. Déjà nous avons remarqué l'absence de l'endocardite aiguë, le peu de fréquence même des lésions cardiaques chroniques chez la plupart des sujets affectés de phlébite. Nous ne reviendrons pas sur l'opinion de Trousseau qui soupçonne un antagonisme réel entre les deux lésions; constatons seulement que cette sorte d'immunité pour l'endocardite a duré chez nos sujets pendant tout le cours de la maladie. Il est vrai que les complications cardiaques apparaissent rarement, si j'en crois les auteurs, longtemps après le début d'une attaque rhumatismale.

L'artérite a-t-elle parfois accompagné la phlébite? On comprend combien nous serons réservé sur ce point, après ce que nous avons dit de l'inflammation de l'endartère; à coup sûr, elle n'a point déterminé la gangrène du membre, si elle a existé.

L'angioleucite n'a été notée que dans un cas (observ. 13), et l'adénite concomitante n'eût pas permis de la méconnaître si elle eût existé.

Les affections articulaires ont été, nous l'avons vu, variables dans leur intensité, et cette intensité n'a pas toujours été en rapport avec celle de la phlébite. Chez tel malade, la phlébite occupait le premier plan, chez tel autre, elle était reléguée au dernier; chez certains d'entre eux, arthrite et phlébite ont tour à tour prédominé, sans qu'aucune des deux lésions remplît jamais seule tout le cadre du tableau; enfin, et le plus souvent, les deux manifestations se sont développées parallèlement sans prédominance d'aucune d'elles. Dans la plupart des cas, elles ont suivi chacune leur marche naturelle sans paraître s'influencer réciproquement, sans paraître unies par aucun autre lien qu'une étiologie commune. Ainsi, tandis que l'arthrite rhumatismale atteignait et quittait tour à tour diverses jointures sur lesquelles elle ne laissait aucune trace, la phlébite n'abandonnait pas facilement une veine enflammée. Ici, en effet, l'inflammation de cause rhumatismale épuisée, survenait un autre élément, le caillot, véritable corps étranger dont la présence imprimait à la maladie une physionomie nouvelle. Nous avons affaire à une tout autre inflammation, ou même, à une période plus avancée, à une simple oblitération veineuse longue à se résoudre. Aussi voyons-nous que le plus souvent les symptômes du rhumatisme avaient disparu depuis longtemps quand persistait encore l'œdème et les autres symptômes de l'oblitération.

L'observation 14 nous offre un exemple de rhumatisme qui, tout en attaquant successivement un grand nombre de jointures, se fixe sur l'une des articulations coxo-fémorales, et s'y fixe si bien qu'il dégénère en une véritable coxalgie du côté droit. C'est justement aussi de ce côté qu'existe la phlébite au devant de l'articulation dont on connaît les rapports avec la veine. Nous nous sommes demandé si dans ce fait la phlegmasie vasculaire ne serait pas survenue sous l'influence toute locale de l'arthrite, plutôt que sous l'influence immédiate de la diathèse, auquel cas il nous faudrait l'envisager sous un point de vue nouveau. Mais il semble que ce soit plutôt là une simple coïncidence : la phlébite en effet ne débuta qu'au moment où l'arthrite commençait à passer de l'état aigu à l'état chronique. On sait de plus combien les veines, et en général les vaisseaux sanguins, quand leurs parois sont intactes, contractent difficilement une inflammation de voisinage, puisqu'on les voit rester indemnes au milieu des clapiers et des foyers purulents les plus étendus. Toutefois, il n'est point impossible qu'une fois l'arthrite et la phlébite installées chacune pour son compte, elles n'aient réciproquement exercé l'une sur l'autre une influence fâcheuse tendant à les éterniser toutes deux.

En dehors de ces cas particuliers, l'arthrite et la phlébite rhumatimale ont-elles manifesté de la tendance à se réunir sur un même point de corps? Nous les avons vues souvent siéger sur un même membre, mais considérons que, dans beaucoup de nos observations, le rhumatisme a occupé la plupart des articulations périphériques sans prédominance du côté d'aucune d'elles en particulier.

Que si dans deux cas une seule jointure a été atteinte et s'est trouvée justement appartenir au membre déjà malade, la forme de la phlegmasie articulaire et sa courte durée excluent l'idée d'une phlegmasie de voisinage causée et entretenue par la lésion veineuse; à plus forte raison ne pouvait-on songer à une simple hydarthrose due à la gêne de la circulation.

Nous avons relevé deux cas de rhumatisme accompagnant une blennorrhagie. Déjà, nous nous sommes expliqué sur la malade de notre 11e observation ; la réunion du rhumatisme et de la blennorrhagie sur un même sujet nous a paru une simple coïncidence; tous deux ont parcouru leurs diverses phases isolément. L'écoulement est devenu du moins en moins intense, et n'avait pourtant pas disparu quand sortit la malade qui du reste conservait encore un membre légèrement œdématié, signe de son ancienne phlébite. L'influence de la blennorrhagie nous à paru plus évidente dans notre 13e observation ; et cette cause persistante n'a point été sans modifier la marche et la forme de la maladie dans tout son cours. Les manifestations articulaires nous ont offert une physionomie spéciale; la phlébite elle-même n'a point été identique à celle que nous avons observée dans les autres cas. Il ne s'agissait pas seulement d'un œdème plus ou moins dépressible et occupant le tissu cellulaire sous-cutané, mais on eût dit une sorte d'empâtement général des tissus superficiels et profonds, donnant lieu à une rénitence qui n'est pas celle de l'œdème. Aux membres inférieurs, la douleur était généralisée, le derme paraissait hypertrophié, en sorte que dans ce cas, et dans celui-là seulement, la maladie ne se serait pas suffisamment distinguée d'une double phlegmatia alba dolens, n'était la phlébite du membre supérieur qui offrait, à la fin de son évolution surtout, des caractères plus tranchés. Il existait dans le pli de l'aine des ganglions engorgés et douloureux, accompagnement assez habituel de la phlegmatia, qu'on ne retrouve pas dans la phlébite. Mais cette circonstance n'est pour nous d'aucune valeur : la blennorrhagie par elle-même produit l'adénite; la desquamation des bourses et des autres régions d'où émanent les lymphatiques aboutissant aux ganglions inguinaux, la rendait inévitable. Sans doute, la réunion des deux lésions phlébite et adénite, apportant un double obstacle au retour du sang et de la lymphe vers les organes centraux, doublait ainsi la difficulté de la nutrition ; de là l'aspect spécial du membre malade et son gonflement général. De là aussi en partie peut-être la lenteur avec laquelle disparaît cette arthrite du genou gauche dont jusqu'à présent les moyens d'ordinaire les plus efficaces n'ont pu triompher.

J'ai constaté ailleurs la difficulté de séparer dans les symptômes généraux ce qui revient à la phlébite de ce qui revient aux autres manifestations. L'analyse de nos diverses observations nous enseignera pourtant quelque chose à ce sujet. Dans les cas où la phlébite s'est montrée isolément elle était accompagnée d'une réaction fébrile intense. M. Pelvet nous dit que son malade ressentit d'abord un malaise général, de la courbature, de violentes douleurs dans la tête, de l'insomnie, et des frissons qui se répétèrent plusieurs jours de suite. La face est rouge, injectée, les yeux brillants, la peau brûlante, tantôt aride et tantôt moite. Le pouls est fréquent. Enfin, il se fait sur un grand nombre de points de la surface cutanée une sorte d'éruption vésiculaire et bulleuse. Cette réaction affectait une forme si grave que l'auteur crut un moment avoir affaire à une maladie infectieuse, il pensa à la morve aiguë. Dans ce cas, le phlébite était seule en cause, c'est donc à elle qu'il faut attribuer la plupart de ces accidents ; à moins de les mettre sur le compte de l'éruption qui nous paraît être le résultat plutôt que la cause des phénomènes fébriles, ou encore de les attribuer à une sorte de fièvre rhumatismale sans manifestation.

D'autres part le malade de l'observation 7 n'offrait pas de phénomènes généraux aussi graves ni à son entrée à l'hôpital ni au début de la maladie, mais aussi la phlébite n'a point affecté cette allure suraiguë que nous trouvons dans les autres cas.

Les deux malades de M. Empis peuvent être rangées à côté des précédents, car chez toutes deux le rhumatisme était en décroissance, la fièvre nulle ou presque nulle, quand survint la phlébite, annoncée par un violent frisson. Quelques jours plus tard, la phlébite persistait seule, et la recrudescence de la fièvre avait cessé.

Une marche semblable est nettement indiquée dans l'observation de M. Fleury : le malade était complétement guéri et sortait déjà quand il fut pris d'un frisson violent, de fièvre et de délire, qui passèrent en quelques jours; c'est alors qu'on put constater la phlébite.

Ces divers cas ne laissent aucun doute dans l'esprit : la phlébite a déterminé la fièvre au même titre que toute autre inflammation survenant dans le cours du rhumatisme, et cette fièvre a été parfois violente; elle a, dans plusieurs d'entre eux, cessé rapidement, comme pour rendre l'influence de la phlébite plus évidente. Mais, dans d'autres cas, cette influence est contestable : chez les deux malades des observations 8 et 15, elle est manifestement nulle; d'autres fois enfin (Trousseau, Raynouard), l'importance de la phlébite, comparée à celle de l'arthrite, doit nous faire rattacher les phénomènes généraux à la lésion veineuse plutôt qu'à celle des articulations. L'observation de Trousseau me paraît surtout justifier cette remarque.

En somme, je crois pouvoir admettre que, dans la majorité des cas, la phlébite a influencé les symptômes généraux au moment de son apparition et pendant la période d'acuité, qu'elle a, pour sa part et comme toute autre manifestation, contribué à la gravité de la maladie. Mais il ne semble pas qu'en dehors de ces circonstances spéciales elle ait modifié la forme, la marche et la durée de l'attaque rhumatismale, d'une notable façon.

§ 5. — COMPLICATIONS.

A côté de ces symptômes habituels au rhumatisme, et qui, existant dans la plupart des cas à des degrés divers, semblent faire partie intégrante de la maladie, il en est d'autres qui, par leur rareté ou leur physionomie spéciale, méritent le nom de *complications;* leur étude fera l'objet de ce chapitre.

En premier lieu, nous placerons l'éruption si singulière observée sur le malade de M. Pelvet, éruption assez irrégulière et dont l'élément n'est pas nettement caractérisé dans tous les points, nous dit l'auteur. Elle est disséminée sur presque toute la surface du tégument externe et s'étend jusqu'au pharynx; mais elle n'offre pas partout, il s'en faut, les mêmes caractères, à ce point que l'auteur n'a pas cru devoir lui imposer une dénomination générale. Il semble qu'en certains points il ait eu affaire à un érythème noueux, affection spécialement rhumatismale; en d'autres, à un véritable herpès analogue à l'herpès labialis, qui survient si facilement chez quelques sujets à la suite des accidents fébriles, même les plus insignifiants. L'herpès est d'ordinaire, il est vrai, plus circonscrit, mais sa dissémination n'a rien d'absolument rare. Enfin la forme anatomique d'un certain nombre des groupes de cette éruption multiple nous échappe, mais il nous semble rationnel de les ranger, aujourd'hui que le caractère général de la maladie nous est connu, parmi les éruptions rhumatismales qui se présentent à l'observateur sous des aspects si variables. Quoi qu'il en soit, cette complication, qui, accompagnant des accidents géneraux fort graves, a pu, pendant quelque temps, embarrasser l'auteur et l'éloigner du vrai diagnostic, n'a pas influencé la marche de la maladie, et nous devons la considérer comme purement accidentelle.

Dans les réflexions dont il fait suivre son observation, M. Pelvet affirme que M. Bouillaud a rencontré un cas analogue au sien, remarquable aussi par la présence d'une éruption générale singulière et par la difficulté du diagnostic. Un certain nombre de caractères communs se trouvent en effet dans les deux cas; mais M. Bouillaud persiste, jusqu'à la fin, à ne pas considérer le sien comme une phlébite rhumatismale. Et s'il s'agit d'un rhumatisme, il diffère, à coup sûr, en beaucoup de points, des cas que nous étudions dans ce travail. Le titre de l'observation la résumant parfaitement, nous nous contenterons de le mettre sous les yeux du lecteur, qui jugera s'il s'agit bien d'une phlébite rhumatismale, ou, comme nous le pensons, d'une phlébite suite de saignée, car il y a eu saignée dès le début de la maladie, et les petites veines placées au devant de l'articulation du coude, ainsi que la veine axillaire, ont leurs parois épaissies, comme artérialisées, et contiennent des caillots fibrineux assez denses.

Voici le titre donné par M. Bouillaud à son observation :

« Fièvre avec phénomènes typhoïdes très-prononcés, et pendant le cours de laquelle il survint des douleurs avec gonflement dans l'articulation tibio-tarsienne gauche et au bras droit, depuis l'épaule jusqu'au coude, en même temps que des pustules avec phlyctènes sur diverses régions du corps. Mort. Pus jaune, homogène, dans l'articulation tibio-tarsienne et le tissu cellulaire intermusculaire du bas de la jambe gauche. Pus jaunâtre et un peu gélatiniforme dans l'articulation scapulo-humérale droite et dans la coulisse synoviale du tendon du muscle biceps brachial; phlébite de la veine axillaire et des veines situées au devant de l'articulation. Point de lésion des plaques de Peyer, etc. »

La sphacèle, qui survint chez le malade de l'observation 6, peut passer aussi pour une complication des plus sérieuses, en raison surtout de la lenteur avec laquelle ses ulcères se cicatrisèrent.

L'oblitération de la plupart des veines des membres, dans ce cas, nous rend assez bien compte et du sphacèle et de la difficulté de la réparation après la chute des eschares. Le malade, privé des voies naturelles de retour du sang vers le cœur, était dans la situation de ces malheureux chez lesquels d'énormes varices déterminent une stase sanguine considérable, et, par suite, des troubles profonds dans la nutrition locale. Nous nous étonnons même que des phénomènes analogues ne se soient pas rencontrés dans un plus grand nombre de cas, et peut-être, si nous avions pu suivre plus longtemps les malades, aurions-nous vu apparaître chez eux les varices auxquelles nous les croyons très-disposés par leur maladie antérieure.

Nous arrivons à une complication des plus redoutables, la seule qui, dans les cas que nous connaissons, ait entraîné la mort, l'embolie. Bien que l'autopsie n'ait pu être faite, c'est évidemment à l'embolie qu'on doit, avec M. Fleury, rapporter la mort du sujet de l'observation 12. La maladie rhumatismale est au soixante-dix-neuvième jour et à peu près disparue ; la phlébite, qui a débuté depuis quarante jours environ, est en bonne voie de résolution. L'état général est satisfaisant, l'état local très-amendé, rien ne fait prévoir un accident prochain, quand, tout à coup, après avoir déjeuné, le malade se plaint d'un mal d'estomac, penche la tête et meurt, sans aucune cause occasionnelle apparente.

Dans ce cas, on ne peut invoquer la formation spontanée de caillots dans le cœur ; l'excès de plasticité du sang n'existe plus à cette période du rhumatisme. Quant aux autres causes de mort subite, aucune ne préexistait chez le malade; il est donc rationnel d'attribuer la mort à la migration d'un caillot veineux. Un pareil accident fût resté inexpliqué naguère encore, mais aujourd'hui, en présence d'un cas semblable, il entre dans les prévisions du médecin pour modifier son pronostic aussi bien que sa thérapeutique. Une portion du caillot veineux s'est donc détachée de la masse coagulée ; doit-on croire, avec M. Fleury, que cette rupture devait avoir lieu à cette époque de la maladie où le caillot commençait à se ramollir, à se désagréger pour se résorber ensuite? Les auteurs ne sont pas d'accord sur l'époque à laquelle les embolies sont le plus à craindre, dans les cas d'oblitération veineuse, quelle qu'en soit la nature ; on les a vus se produire après un temps variable; Trousseau regarde, dans la phlegmatia alba dolens, la fin du deuxième et le troisième septénaire, comme le moment le plus redoutable ; nous avons vu la mort survenir à une époque très-rapprochée du début dans un cas de varices enflammées. Les chirurgiens, quand ils se décident à injecter dans les veines variqueuses et les tumeurs érectiles un liquide coagulant, ne se préoccupent qu'au moment même de l'opération de la possibilité d'une embolie. L'expérience leur a prouvé qu'elle est peu à craindre quelque temps après la formation du caillot. Il est vrai que, dans ces circonstances, le fait même de l'injection d'un liquide coagulant détermine une inflammation franchement adhésive, qui est peut-être une garantie contre la migration ultérieure du coagulum.

La mort subite, avec phénomènes de syncope, dans le cas qui nous occupe, est susceptible de recevoir deux explications : ou bien elle est consécutive à un arrêt brusque de la respiration, ou bien c'est le cœur qui est primitivement atteint. Il est difficile d'admettre qu'un embolus, assez volumineux pour oblitérer la plus grande partie du calibre de l'artère pulmonaire, ait été transporté dans ce vaisseau. Mais le coagulum a pu occuper seulement une des divisions importantes du système vasculaire des poumons, d'où la suppression brusque de la respiration dans une partie du système, dans tout un lobe, par exemple; et l'on sait qu'un pareil accident, ordinairement sans danger immédiat s'il survient lentement, peut avoir pour résultat une syncope mortelle quand il arrive tout à coup.

D'autre part, il est possible, probable même, que cet embolus, quel que soit son volume, ayant à traverser le cœur droit, se soit arrêté dans ses cavités, qu'il se soit embarrassé dans les valvules et les colonnes charnues, apportant ainsi dans la circulation cardiaque un trouble direct et promptement mortel. Je rapprocherai ce fait de celui de M. Thirial, résumé dans une autre partie de ce travail. Là aussi la mort eut lieu dans une syncope, déterminée, selon toute apparence, par une embolie. Le malade, subitement inanimé, continua, il est vrai, à faire de loin en loin, pendant un quart d'heure, quelques inspirations sans portée, mais il n'en succomba pas moins à la syncope qu'on ne peut expliquer que par l'une des deux hypothèses précédentes.

Dans ce dernier cas, nous inclinons à croire que ce fut le cœur qui fut primitivement atteint; car d'autres accidents semblables, heureusement conjurés, s'étaient montrés antérieurement, et M. Thirial nous apprend qu'à la suite de ces accidents il avait entendu à la région cardiaque un souffle passager. Le caillot retenu captif quelque temps dans les cavités cardiaques se serait-il dissous, désagrégé, ou bien aurait-il passé consécutivement dans les divisions de l'artère pulmonaire sans occasionner, vu son peu de volume, des accidents très-graves ? Le fait n'est pas impossible, car il n'est pas rare de trouver à l'autopsie des sujets cachectiques atteints de coagulation spontanée des traces nombreuses d'embolies anciennes, qu'on n'a nullement soupçonnées pendant la vie.

Les phlébites que nous avons observées siégeaient exclusivement sur les membres ou sur les veines superficielles du tronc, et nous ne nous occuperions pas des conséquences possibles de l'oblitération des veines viscérales par inflammation rhumatismale, si deux des cas que nous analysons n'appelaient notre attention sur ce sujet.

Dans l'observation 6, nous lisons : « Le 19 mars, le malade éprouve de la céphalalgie, il voit des mouches volantes; la douleur qui siége sur la ligne médiane de la tête, le long du sinus longitudinal supérieur, nous fait penser qu'un travail phlegmasique avec oblitération consécutive s'effectue dans ce canal veineux, et nous nous attendons à des accidents cérébraux redoutables; ces phénomènes durent pendant trois jours, puis ils cessent sans que nos prévisions soient justifiées, et ne reparaissent pas. » D'autre part, « M. C... (obs. 12) est atteint, le 14 février, d'une récidive de rhumatisme, récidive bénigne qui ne nécessite que la chaleur et le repos au lit; mais au quatrième jour de la maladie, les articulations cessent de présenter aucun phénomène morbide, et une méningite des plus violentes se déclare, accompagnée d'un délire persistant de paroles et d'action. Cette méningite fut combattue par plusieurs applications de sangsues et par le sulfate de quinine à haute dose; elle fut opiniâtre, et la guérison fut obtenue difficilement. »

Les symptômes de l'oblitération des sinus cérébraux sont peu connus, et, selon toute apparence, n'ont rien de fixe dans leurs manifestations. Il n'y a eu d'autopsie dans aucun des deux cas; nous manquons donc ici d'un critérium. Mais nous devons avouer que le fait de l'observation 6, n'eût-il pas pour lui l'autorité de Trousseau, ne peut guère laisser de doute sur l'existence d'une phlegmasie avec oblitération des sinus. Les veines des membres sont, pour la plupart, oblitérées chez ce malade; à chaque instant il s'y fait une nouvelle phlébite, et subitement survient une douleur qui siége justement en un endroit insolite, le trajet du sinus longitudinal. La disparition rapide et de la douleur et des troubles oculaires s'explique facilement, soit que, l'inflammation seule cessant, les nombreuses anastomoses du système veineux cérébral aient promptement rétabli la circulation, soit que le sinus longitudinal lui-même ait rapidement recouvré son calibre.

Il n'en est plus de même dans l'observation de M. Fleury, qui nous dit simplement que son malade eut une méningite des plus violentes. Nous ne contesterons certainement pas le diagnostic de ce médecin, mais nous ne pouvons nous empêcher de rapprocher son observation de la précédente. Nous serions même tenté de généraliser cette remarque, en songeant au grand nombre d'accidents cérébraux qui, survenant dans le cours d'un rhumatisme, guérissent, quelle que soit la médication employée, et restent indéterminés dans leur nature. Même dans les cas où ces accidents, dits méningitiques, à forme si variable, entraînent la mort, et où l'autopsie ne révèle aucune lésion, peut-être l'ouverture et l'examen attentif des sinus viendraient-ils parfois expliquer des faits dont la simple inspection des méninges et du cerveau ne rend pas suffisamment compte.

C'est là, je l'avoue, une hypothèse fragile, car si le rhumatisme *n'aime pas le cerveau*, il n'a pas non plus été souvent noté dans les veines ; mais dans une maladie dont la nature est aussi obscure que le rhumatisme cérébral, aucun moyen de contrôle n'est à négliger.

On conçoit, et peut-être des recherches ultérieures démontreront-elles l'existence de phlébites rhumatismales ayant pour siége d'autres veines viscérales importantes. De là naîtraient sans doute des symptômes fort obscurs aussi, dont nous ne pouvons entreprendre l'histoire.

L'oblitération en dehors du rhumatisme a été étudiée dans l'une et l'autre veine cave où le diagnostic est possible; elle l'a été aussi dans les veines rénales, la veine porte, etc., mais le diagnostic, dans ces derniers cas, peut rarement être fait avant l'autopsie.

Il est enfin deux complications dont la possibilité nous a préoccupé à des titres divers; je veux parler de la formation du pus, soit autour de la veine enflammée (et des abcès du tissu cellulaire avec fusées purulentes s'étendant plus ou moins, en pourraient être la conséquence), soit dans le calibre même du vaisseau, et il y aurait alors danger d'infection purulente.

J'ai dit que dans la plupart des cas de phlébite le tissu cellulaire qui forme la gaîne périvasculaire participait lui-même à la phlegmasie à un degré variable. Au début, la suppuration est peu à craindre, l'inflammation y est franchement rhumatismale, et par sa nature même peu disposée à engendrer du pus. Mais plus tard, quand le cordon veineux est devenu une sorte de corps étranger qui par sa présence irrite les tissus voisins déjà malades, déjà entravés dans leur nutrition; quand surtout le sujet est épuisé par de longues souffrances, ne se trouve-t-il pas dans les conditions réputées favorables à la suppuration? L'événement n'a pas justifié nos craintes, mais nous n'eussions pas été étonné de voir apparaître un abcès superficiel ou intermusculaire dans les cas de phlébite sous-cutanée ou profonde. Les auteurs ont fréquemment mentionné de pareils abcès siégeant dans la gaîne des veines enflammées ou simplement oblitérées; peut être en ont-ils méconnu un grand nombre dont le siége profond ou simplement la grande extension qu'ils avaient prise dissimulait l'origine.

Quant à la suppuration intra-veineuse, elle nous eût étonné davantage chez des sujets qui ne présentaient aucune des conditions ordinaires de la septicémie. La phlébite qui ne reconnaît pas une origine traumatique, qui n'a aucune communication possible avec les milieux étrangers à l'économie est oblitérante, et non suppurative; si les anatomo-pathologistes ne sont pas tous complétement d'accord à ce sujet, la chose n'est pas douteuse au point de vue de la marche et des symptômes de la maladie. La résorption purulente est inconnue dans la phlébite qui n'a pas pris naissance à la surface d'une plaie. Est-ce à dire pourtant qu'une telle inflammation ne pourrait devenir suppurative chez un sujet placé dans des conditions hygiéniques particulièrement mauvaises, comme le devient une arthrite ou une pleurésie? L'analogie doit nous faire admettre une semblable terminaison; mais dans la grande majorité des cas l'inflammation sous-cutanée des veines consiste en une prolifération des éléments normaux, et non, comme on le croyait autrefois, dans la formation do globules de pus, dont on ignorait d'ailleurs le mode de disparition ultérieur.

Peut-être aussi pourrait-on rencontrer une forme de phlébite analogue à l'endocardite ulcéreuse connue depuis si peu de temps, et donnant lieu comme elle à des symptômes typhoïdes graves. Si l'ulcération, dans l'endocardite, est dûe à un état particulier du sang cause de tous les accidents, nul doute que cet état ne puisse exister en même temps qu'une phlébite; ce serait une coïncidence, et à coup sûr des plus rares dans le rhumatisme, à moins que d'autres complications ne viennent disposer le sujet à un pareil accident. Mais il est une autre explication plus vraisemblable : dans certaines conditions encore mal déterminées, l'endocarde serait tellement ramolli que le choc du sang serait capable de détacher de petits fragments des valvules malades, boursouflées et ramollies ; ces fragments ainsi détachés et entraînés par le courant sanguin s'en iraient au sein des tissus déterminer des embolies capillaires et des suppurations de mauvaise nature. Il nous paraît peu probable que ces accidents puissent se produire à la suite de la phlébite. En supposant qu'un fragment de la paroi veineuse se ramollît au point de se séparer facilement des parties adjacentes, il n'y a pas dans le système veineux de courant sanguin susceptible d'effectuer la séparation. Nous n'insisterons donc pas davantage sur ce fait important de l'absence de suppuration intra-veineuse, qui touche à une question de pathologie générale que nous ne pouvons aborder.

§ 6. — MARCHE, DURÉE, TERMINAISON, PRONOSTIC.

Nous nous retrouvons en présence d'éléments complexes qu'il nous faut isoler de nouveau : la maladie rhumatismale, dont la marche, la durée, la terminaison, variables comme toujours, ne nous ont rien offert de particulièrement remarquable, et que nous éliminons en conséquence ; la phlébite, qui au contraire fera l'objet de cette étude.

Et là encore nous voudrions distinguer la phlébite

de l'oblitération qu'elle détermine, mais il n'est pas toujours possible de préciser le moment où la phlegmasie rhumatismale cesse pour laisser se produire isolément les symptômes de l'oblitération veineuse.

La phlébite apparaît subitement, occupe d'emblée une plus ou moins grande étendue de la veine ou des veines qu'elle atteint. Mais il n'est pas rare de voir de nouvelles attaques de la phlegmasie envahir à quelques jours d'intervalle les points primitivement respectés d'une veine déjà enflammée dans une partie de sa longueur. Parfois, on a manifestement affaire à une phlegmasie nouvelle survenant tout à coup, comme la première; d'autres fois la marche est lente et progressive, c'est le coagulum qui semble s'étendre, déterminant sans doute sur son passage une sorte d'irritation mécanique. Les auteurs ne sont pas d'accord sur le sens dans lequel se fait cette extension, que les uns regardent comme centripète, les autres comme centrifuge. Nous l'avons vue nettement marcher de la périphérie vers le centre. Les recherches des anatomo-pathologistes nous enseignent qu'elle subit au moins un temps d'arrêt, sinon un arrêt complet, au niveau des grosses collatérales. Peut-être en est-il de même parfois au niveau des valvules.

Les veines de deux membres différents peuvent être prises en même temps, ou plus souvent successivement, à quelques heures ou à quelques jours d'intervalle. Puis les phénomènes inflammatoires (rougeur, douleur, tuméfaction locales), d'abord intenses, s'amendent peu à peu, à moins qu'il ne survienne une nouvelle poussée. Mais il n'est pas facile de reconnaître le moment précis où disparaissent ces symptômes de la phlébite rhumatismale; alors, en effet, le coagulum sanguin survenu dès le début, ou au moins à une époque très-voisine du début, donne lieu pendant un certain temps à des phénomènes à peu près semblables à ceux de la phlébite, à leur intensité près. C'est aussi à une époque voisine du commencement de la maladie qu'on peut constater l'œdème et les autres signes indiquant un trouble dans la circulation locale, à moins que la phlébite ne soit peu étendue, auquel cas ces symptômes pourront n'apparaître qu'au bout de peu de temps.

Après la période aiguë, la maladie paraît rester longtemps stationnaire; les symptômes qui persistent sont dus uniquement à la présence du coagulum lent à se résoudre, car il n'est pas le siége d'une nutrition bien active. De ces symptômes, les uns, ceux qui indiquent la présence du cordon veineux induré, ne disparaîtront qu'avec le caillot, quel que soit son mode de disparition; les autres, l'œdème, par exemple, persisteront jusqu'à ce que la veine soit redevenue perméable, ou qu'elle ait été remplacée par une circulation périphérique suffisante. Or, on sait avec quelle lenteur se font ces modifications organiques; aussi n'est-ce le plus ordinairement qu'après plusieurs semaines ou plusieurs mois qu'on cesse de sentir distinctement le cordon vasculaire. Et encore, à cette époque, l'œdème n'a pas toujours cessé d'exister, ou du moins il reparaît de temps à autre quand le malade se fatigue, ou simplement quand il veut marcher.

Est-ce là une preuve que les voies circulatoires ne sont pas encore libres, ou le phénomène serait-il analogue à ce qui a lieu toutes les fois qu'un membre reste longtemps malade et immobile? Les cas que nous avons vus ne nous permettent pas d'admettre la dernière hypothèse, au moins de l'admettre seule; vu la persistance du symptôme.

En somme, la maladie est de longue durée. Elle est grave, puisqu'elle s'est terminée dans un cas par la migration d'un embolus et la mort. C'est là une terminaison qui se rencontrera rarement, nous l'espérons, mais dont le médecin doit toujours avoir présente à l'esprit la possibilité.

Nous avons signalé ailleurs, mais sans avoir heureusement à en citer aucun exemple mortel, les autres circonstances susceptibles de devenir fatales, telles que l'oblitération des sinus cérébraux ou d'autres veines importantes par leur calibre ou leurs fonctions. L'obstruction de la plupart des veines des membres, comme dans les observations 6 et 13, pourrait également devenir fatale, surtout si elle survenait subitement. Enfin, les ulcères consécutifs signalés dans la même observation 6, peuvent aussi donner lieu par la suite à des accidents sérieux, l'érysipèle, par exemple.

Si nous examinons les cas qui se sont terminés d'une façon moins fâcheuse, nous verrons que la phlébite rhumatismale n'est jamais exempte d'inconvénients méritant l'attention. Une maladie qui impose à celui qui en est atteint plusieurs semaines ou plusieurs mois de séjour au lit, qui compromet pendant tout ce temps la nutrition d'un membre, qui sans doute entraîne constamment à sa suite des dilatations variqueuses quand elle siége aux membres inférieurs, est nécessairement sérieuse. Nous ignorons d'ailleurs, quelle que soit l'apparente bénignité des symptômes, jusqu'à quel moment la migration du caillot reste possible.

Il est une de nos malades dont l'histoire semble contredire tout ce que nous avons avancé dans ce chapitre et le précédent. Dans l'observation 15, les symptômes de la phlébite, bien nettement accusés et constatés à la visite du 1er décembre, avaient disparu le soir même sans laisser de traces. La veine n'était plus douloureuse à la pression; le cordon induré n'existait plus, non plus que l'œdème de l'avant-bras. Ainsi, la phlébite n'a duré que quelques heures, et, chose remarquable, le coagulum, soustrait de bonne heure à l'influence qui l'avait fait naître, n'a pas pris droit de domicile dans le vaisseau. Il a disparu, probablement entraîné par le courant sanguin un moment interrompu. Une fois rentré dans la circulation générale, tout fait croire que ses éléments, incomplétement coagulés, se sont dissous, et ont repris les caractères du sang liquide. C'est là un fait sur lequel la physiologie ne nous donne pas d'explication suffisante, mais qu'il faut admettre, puisque la clinique nous le présente.

§ 7. — DIAGNOSTIC.

Dans un cas comme le précédent, où les accidents ont été légers et fugaces, ils auraient pu facilement passer inaperçus. Le médecin même qui les aurait constatés n'aurait peut-être pas su les expliquer, si son attention n'avait été, comme la nôtre, dirigée vers la phlébite rhumatismale par l'observation antérieure de faits analogues. Peut-être de semblables faits ne sont-ils pas rares, mais ils échappent à l'observateur qui n'a point occasion de les constater, ou bien ils sont négligés par lui, et rangés dans la classe trop nombreuse des douleurs rhumatoïdes à forme vague.

Mais, quand la durée de la maladie est longue, la douleur persistante au niveau du cordon veineux oblitéré, l'augmentation générale du volume du membre et les autres symptômes ne permettent pas d'ignorer la complication. Un peu d'attention fera connaître à l'observateur qu'il n'a pas sous les yeux une lésion arthritique. L'inflammation des gaînes tendineuses des muscles et des séreuses périarticulaires se traduisent par la douleur, le gonflement, la rougeur dont le siége est connu d'avance. La lymphangite se distingue par ses caractères propres, par la présence de nodosités bien plus nombreuses dans les lymphatiques que dans les veines, et surtout par l'adénite concomitante. Les petites tumeurs superficielles qui sont notées dans plusieurs de nos observations ne pouvaient en aucune façon en imposer pour des lymphadénites. L'œdème accompagne parfois la lymphite, mais jamais il n'est aussi général, aussi franchement accusé que nous l'avons rencontré dans nos observations.

Quand la phlébite est profonde, on ne la confondra pas avec l'artérite oblitérante qui ne permet plus de sentir les battements ordinaires, ni au niveau du vaisseau enflammé, ni surtout au-dessous sur son trajet; le doute n'est pas possible, s'il s'agit d'une phlébite superficielle.

Que la veine enflammée soit hors de la portée du

toucher, et les caractères tirés de la présence du coagulum ne nous seront plus d'aucune utilité ; c'est dans ce cas qu'une attention sérieuse sera nécessaire pour distinguer la phlébite d'une affection musculaire ou d'un abcès intermusculaire profond, qui souvent s'accompagne d'œdème. Le médecin devra parfois suspendre son diagnostic jusqu'à ce que l'évolution de la maladie soit venue l'éclairer. Notre collègue, M. le Dr Thierry, a communiqué récemment à la Société médicale d'observation un fait intéressant où cette difficulté était parfaitement mise en relief. L'observateur, quelque temps indécis, finit par se prononcer pour un rhumatisme musculaire, et les symptômes consécutifs ont confirmé son diagnostic.

C'est également dans ces cas de phlébite profonde, qu'on devra s'assurer avec soin qu'il n'existe pas d'autre cause susceptible de produire l'œdème, telle qu'une compression sur le trajet des vaisseaux. Dans le cours ou à la fin d'une attaque de rhumatisme survient parfois un œdème essentiel ; mais il ne sera point localisé sur un seul membre, et le fût-il que l'absence de tout autre symptôme, surtout de la douleur en un point déterminé du trajet d'une veine, suffira pour éliminer la phlébite.

La distinction n'est pas aussi facile à établir entre la phlébite et la phlegmatia alba dolens. Dans cette affection se retrouvent la plupart des symptômes que nous avons observés, et elle ne se sépare de la phlébite que par des nuances : aussi avons-nous vu Bouillaud ne pas chercher à isoler les deux affections. Mais des travaux plus récents ont démontré que la phlegmatia est une maladie différente de la phlébite, avec laquelle il n'est plus permis de la confondre aujourd'hui. La cause de la phlegmatia paraît avoir quelque chose de spécial : elle survient chez des femmes récemment accouchées, et chez les individus cachectiques et profondément débilités (tuberculeux, cancéreux). Chez les uns et chez les autres, même état du sang, diminution des globules et de l'albumine, augmentation relative de l'eau et de la fibrine, d'où la tendance à la coagulation. Si l'élément inflammatoire intervient, son rôle est restreint, d'après Trousseau, car il déterminerait simplement dans quelques cas une phlébite utérine chez les accouchées, par exemple, et le caillot de cette phlébite serait le point de départ de la coagulation plus étendue qui envahit le système veineux.

Telles ne sont pas les conditions de la phlébite rhumatismale survenant dans le cours d'un état franchement inflammatoire chez des sujets en général vigoureux. C'est là un premier point qui, s'il ne peut être considéré comme caractère diagnostique, montre au moins la nécessité de séparer les deux affections.

Les symptômes aussi diffèrent quelque peu : l'œdème de la phlébite ne rappelle pas au premier abord l'œdème douloureux : peau tendue, lisse, d'un blanc mat, avec développement exagéré de veines bleuâtres à la surface ; ces signes si caractéristiques ne se retrouvent pas dans la phlébite au même degré. L'aspect général est tout différent, la peau ne semble pas aussi distendue, elle est d'un blanc grisâtre, sans matité, et quant aux veinosités, nous les avons bien vues développées, mais jamais se dessinant aussi nettement que dans la phlegmatia, avec l'aspect bleuâtre qu'elles affectent dans cette maladie. C'est qu'alors, en effet, la plupart des veines sont obstruées en même temps; une circulation collatérale se développe rapidement, surtout à la surface de la peau, et bientôt ces veines nouvellement dilatées sont à leur tour le siége d'une coagulation. Il semble qu'il y ait, non pas une altération d'une ou de plusieurs veines en particulier, mais une modification profonde de tout le système dans le membre affecté. Peut-être est-ce à une semblable généralisation du mal qu'il faut rapporter le fait de la généralisation des douleurs; tandis, en effet, que la douleur était nettement circonscrite au trajet des veines dans nos cas de phlébite rhumatismale, qu'on pouvait impunément exercer une pression même vigoureuse sur les points éloignés du vaisseau malade, tout le membre est sensible à la pression dans la phlegmatia. Des points d'élection de la douleur existent, il est vrai, au niveau des gaînes vasculaires, mais nulle partie du membre, ni superficielle, ni profonde, n'est indolore. La sensibilité cutanée est parfois si exagérée qu'un frottement léger et rapide avec la pulpe du doigt détermine de la douleur.

Pour en finir avec l'œdème, disons que dans la phlegmatia il est dur et ne reçoit que difficilement l'empreinte du doigt; dans la phlébite, nous l'avons vu tantôt dur et tantôt mou. De nouvelles observations sont donc nécessaires pour établir la valeur diagnostique de ce phénomène. Toutefois jamais la rénitence de la phlébite n'a donné la même sensation que celle de la phlegmasie blanche.

La lymphite et l'adénite existent parfois dans la phlegmatia; elles ne sont pas toujours appréciables pendant la vie, même quand on les rencontre plus tard à l'autopsie ; de plus, l'observation 13 de notre mémoire nous montre comment toutes deux peuvent exister accidentellement dans la phlébite. C'est donc un caractère diagnostique sur lequel il faut peu compter.

Après avoir distingué la phlébite des autres affections qui la peuvent simuler ou de celles qui l'accompagnent, resterait, une phlébite étant donnée, à reconnaître sa nature rhumatismale.

Mais déjà nous avons traité la question quand, dans un précédent chapitre, nous avons limité notre sujet, et admis ou éliminé un certain nombre de phlébites, selon qu'elles nous paraissaient ou non avoir pris naissance sous l'influence de la diathèse rhumatismale : nous n'y reviendrons donc pas.

§ 8. — ANATOMIE ET PHYSIOLOGIE PATHOLOGIQUES.

La phlébite rhumatismale n'a jusqu'à présent, du moins dans les faits que nous connaissons, donné lieu à aucune autopsie : l'opinion que nous pourrions nous faire de l'anatomie et de la physiologie pathologiques manquerait donc de base, si les auteurs qui ont étudié soit la phlébite en général, soit le rhumatisme, ne nous fournissaient un grand nombre de matériaux dont nous essayerons de mettre quelques-uns à profit.

Nous avons appelé la maladie qui nous occupe *phlébite*, ce qui implique sa nature inflammatoire. L'étude des symptômes nous a bien démontré qu'il s'agissait d'une lésion de cette nature ; nous avons vu le début s'accompagner de symptômes généraux (frissons, fièvre, délire même) et de symptômes locaux (chaleur, rougeur, tuméfaction, douleur intense) qui ne laissent aucun doute à ce sujet. L'endocardite rhumatismale, que tous s'accordent à regarder comme une phlegmasie, est loin d'offrir des symptômes aussi franchement inflammatoires : on ne comparera donc pas la phlébite à la phlegmatia alba dolens, qui en diffère à tant d'égards.

D'ailleurs les connaissances que nous ont acquises les physiologistes sur le mode de nutrition intime des organes ne permettent plus aujourd'hui de contester les altérations organiques des tissus non vasculaires, tissus qu'on regardait autrefois comme susceptibles de lésions toutes physiques. Nous savons qu'ils sont le siége d'une phlegmasie spéciale qui diffère, il est vrai, de celle des autres tissus, et qui en diffère autant par les produits auxquels elle donne naissance que par son processus originaire. C'est à ces tissus occupant dans l'organisme une place inférieure que souvent le rhumatisme s'adresse de préférence (péricardite ou endocardite, arthrite) ; rien d'étonnant donc qu'on observe une phlébite rhumatismale.

Souvent les auteurs ont cherché la cause de cette tendance du rhumatisme à occuper les tissus inférieurs; mais c'est là une question insoluble jusqu'à présent, qui tient sans doute à la nature même de la maladie. Dans de récentes leçons professées à l'hôpital de la Pitié et publiées dans la *Gazette des hôpitaux* (1869), M. Peter, mieux inspiré, a abordé un point de la question plus accessible. Il s'est demandé pourquoi, dans une membrane homogène quant à sa structure, comme la membrane vasculaire interne, le rhumatisme siégeait constamment en un lieu d'élection, les valvules cardiaques, et la raison fort ingénieuse qu'il en donne lui fournit l'occasion d'émettre une théorie générale qui rend compte des phénomènes inflammatoires dans les tissus dépourvus de vitalité propre.

La vitalité obscure de ces tissus, dit M. Peter, ne leur permet pas de résister à des causes de destruction sans cesse renaissantes, comme le frottement du sang dans le cas qui nous occupe ; ils s'usent constamment, et sont par conséquent en voie de rénovation et de prolifération cellulaire incessantes. La réparation, à l'état normal, est justement égale à la perte subie. Que sous l'influence d'un trouble, d'une irritation quelconque, l'usure vienne à augmenter, la prolifération augmente dans une proportion égale, comme pour rétablir l'équilibre.

Mais, dans ces tissus dépourvus d'un système nerveux régulateur de la nutrition, il arrive que la prolifération réparatrice se fait irrégulièrement ; elle dépasse ou n'atteint pas le but. De là, la production, en nombre plus que suffisant, d'éléments nouveaux, ou la résorption plus ou moins rapide des éléments anciens. Dans tous les cas, il en résulte des inégalités à la surface interne du vaisseau qui perd son aspect lisse et uni. C'est là le mode d'inflammation de la membrane vasculaire interne.

Mais sur quels points portera plus spécialement cette prolifération exagérée ? Sur ceux qui sont le plus spécialement soustraits à l'influence des lois organiques; sur les valvules qui réunissent au plus haut degré ces deux conditions, puisqu'elles n'ont que quelques vaisseaux à la base, bien loin de leurs bords, et qu'elles sont incessamment battues sur leurs deux faces et agitées par le courant sanguin.

M. Peter démontre, en outre, par l'examen des faits les plus vulgaires, que, même sur les valvules, certaines parties sont, à l'exclusion des autres, le siége des altérations rhumatismales; et ce sont justement les plus éloignées des vaisseaux sous-jacents, ou celles contre lesquelles vient se briser le courant sanguin à chaque révolution du cœur. Peut-être pourrait-on aussi attribuer la fréquence de l'endocardite au grand nombre de cellules plasmatiques qui assurent à certaines parties de l'endocarde une nutrition et, par suite, une prolifération plus actives.

Nous sommes loin, on le voit, des théories de Gendrin, qui, croyant l'endocarde plus vasculaire que la membrane interne des vaisseaux, explique, par cet excès de vascularité, la fréquence plus grande de l'endocardite.

La théorie de M. Peter, conforme aux données anatomiques et physiologiques modernes, nous paraît expliquer d'une façon satisfaisante la fréquence relative de l'inflammation de la membrane vasculaire interne dans le cœur, les artères et les veines.

Dans le cœur, le sang est mû par une force d'impulsion considérable; il vient se heurter avec violence contre les valvules et les innombrables anfractuosités de l'endocarde qui multiplient les frottements. Dans les artères, l'impulsion est moindre déjà, et tout obstacle au cours du sang a disparu; seule, la crosse aortique et les éperons placés au niveau des points de bifurcation des gros troncs sont exposés à des violences considérables ; ajoutons que le courant sanguin est assez puissant encore pour balayer les petits dépôts qui pourraient se faire à la surface de la membrane et produire ainsi des coagulums. Les conditions changent dans le système veineux : ici, l'impulsion est à son minimum, mais nous voyons réapparaître avec les valvules une cause importante de phlegmasie et surtout de coagulation. Comme les valvules cardiaques, en effet, les replis de la face interne des veines sont agités incessamment par la colonne sanguine dont elles ont à supporter le poids. Et cette cause de phlegmasie n'est point hypothétique ; elle a été signalée par Virchow, qui a vu, dans des phlébites récentes, des caillots fibrineux et durs siéger au niveau des valvules, tandis que le sang restait incomplétement coagulé dans leur intervalle. Trousseau a vu des faits semblables, et il croit aussi que, dans ces cas, la phlébite débute au niveau des replis veineux.

Dans les faits qui forment la base de notre travail, la membrane interne n'a point été seule enflammée ; les autres tuniques du vaisseau ou même les tissus voisins ont pris part à la phlegmasie à des degrés divers. Nous pouvons nous demander si cette phlegmasie des tuniques externes a été primitive, ou seulement consécutive à l'irritation causée par la présence du coagulum dans la lumière du vaisseau ; mais aucune des deux hypothèses n'est en contradiction avec la théorie que nous avons énoncée. Il est naturel de penser que, si la tunique moyenne, par exemple, a été malade la première, les troubles de nutrition dont elle était le siége ont pu réagir sur la membrane interne qu'elle tient sous sa dépendance à ce point de vue. D'autre part, la phlébite de la tunique moyenne s'accompagne d'un gonflement du tissu malade qui refoule dans la lumière du vaisseau la membrane interne, la plisse, l'expose au choc du sang dans des conditions anormales. Il nous semble juste de voir dans ces conditions nouvelles une cause adjuvante de l'endophlébite.

Une fois l'endophlébite établie, la coagulation du sang ne se fait pas longtemps attendre, si même elle n'est survenue dès le début. A diverses époques, les auteurs ont vu, dans une dyscrasie du sang, la cause de cette coagulation ; l'explication est peut-être vraie pour la phlegmatia alba dolens, mais la phlébite est une affection de la paroi, non du contenu. D'autres auteurs ont supposé que la paroi dela veine enflammée sécrétait une quantité de lymphe plastique suffisante pour oblitérer le calibre du vaisseau et emprisonner le sang qu'il contenait.

Enfin, c'est à ces replis de la membrane interne dont j'ai parlé, à ces saillies, à ces dépressions, que d'autres attribuent la coagulation sanguine. Le sang, déposant incessamment de la fibrine à la surface de ces aspérités, la déposant d'autant plus facilement que son cours est plus lent dans le système veineux, ne tarderait pas à se faire ainsi obstacle à lui-même et à se coaguler dans une grande étendue : succession de phénomènes en tout semblables à ceux qu'on observe dans les artères anévrysmatiques. Que les phénomènes se passent en un point quelconque de la membrane interne, ou, comme je l'ai indiqué plus haut, au niveau des valvules, c'est là une différence peu importante au point de vue de la formation du coagulum.

Le caillot une fois formé, il ne saurait entrer dans nos vues, ni de le décrire, ni de le suivre dans son évolution ultérieure; nous ne pourrions que répéter à ce sujet ce que disent tous les auteurs qui ont traité la question de la phlébite et des coagulations spontanées, sans apporter aucun fait ni pour ni contre l'opinion d'aucun d'eux.

Les seules conclusions que nos observations heureusement terminées nous fournissent relativement au mode de disparition du coagulum, c'est qu'elle se fait progressivement et avec une grande lenteur. Nous croyons qu'une fois la partie liquide du caillot résorbée, la paroi veineuse ne revient que peu à peu sur elle-même; et si un nouveau courant sanguin s'établit soit à la place du courant primitif soit sur un des côtés du cordon veineux oblitéré, il ne supplée jamais complétement et à lui seul le vaisseau malade.

Je n'insisterai pas davantage sur l'extension du coagulum vers la périphérie, ou vers le centre où il vient d'ordinaire gagner un vaisseau d'un calibre supérieur et fait saillie dans sa lumière. C'est là le mécanisme habituel de l'embolie aujourd'hui bien connu, et qu'aucune de nos observations n'est capable d'éclairer d'un jour nouveau.

Quant au fait dont j'ai déjà parlé (observ. 15), dans lequel un cordon veineux manifestement induré recouvre au bout de quelques heures toute sa souplesse, j'avoue ne pouvoir en donner, non plus que je ne l'ai fait jusqu'ici, aucune explication plausible. Les éléments du caillot sont sans aucun doute rentrés, au moins pour la plus grande partie, dans la circulation, comme cela a lieu pour les caillots mous des anévrysmes ; mais je cherche en vain comment le faible courant qui circule dans les veines a pu accomplir un semblable travail.

§. 9. — TRAITEMENT.

La complication que nous avons étudiée jusqu'ici n'est-elle qu'un accident dont il ne faut tenir aucun compte dans la pratique, ou exige-t-elle au contraire des soins spéciaux et une modification dans le traitement général du rhumatisme?

Dans les cas où la phlébite occupe la première place, comme dans les observations Trousseau et Isambert, c'est à combattre cet accident que doivent tendre évidemment tous les efforts du médecin ; dans la plupart des autres cas, la phlébite réclamera pour son compte un traitement local qu'il sera important de ne pas négliger, tout en attaquant d'autre part le rhumatisme par les moyens ordinairement usités contre cette affection.

Faisons pourtant une réserve relativement à l'emploi de la saignée générale. Nous ne croyons pas, contrairement à l'opinion exprimée par notre maître M. Empis, dans sa leçon clinique, qu'on doive employer la saignée dans la phlébite rhumatismale. Les exemples que nous connaissons nous prouvent qu'un rhumatisant déjà atteint d'une phlébite est par cela même disposé à en contracter une ou plusieurs autres ; il nous semble donc que, dans ces conditions, ouvrir la veine et la mettre en contact avec l'air extérieur serait exposer cette veine à contracter à son tour une phlébite d'autant plus à craindre qu'elle ne serait plus sous-cutanée. Ce serait une véritable phlébite chirurgicale avec toutes les chances d'infection purulente qu'elle comporte.

La phlébotomie d'ailleurs serait-elle capable de juguler une phlébite déjà existante avant que le caillot induré soit formé, avant qu'il se soit installé à demeure dans la cavité du vaisseau? Nous ne le pensons pas. Et quant à l'influence de la saignée sur la disparition du coagulum une fois formé, elle est au moins douteuse. Nous croyons donc prudent de s'abstenir des saignées générales dans la phlébite rhumatismale.

Les saignées locales, pratiquées sur le membre malade à l'aide d'une application de sangsues, peuvent être indiquées dans les cas où la phlegmasie est intense et la douleur violente. On fera bien, ce nous semble, de n'y avoir recours que dans ces cas, et pendant la période d'acuité seulement. Nous craignons ici les accidents qui, sur un membre œdématié et enflammé, peuvent résulter de la piqûre des sangsues. Quant aux ventouses scarifiées, l'irritation et la douleur qu'elles détermineraient à coup sûr ne compenseront jamais les avantages problématiques qu'on en peut attendre.

Plusieurs auteurs, et entre autres M. Nonat, insistent sur les avantages qu'ils ont retirés de l'application des vésicatoires loco-dolenti dans la plébite spontanée et surtout consécutive à la saignée du pli du coude. Nous n'avons à cet égard aucune expérience personnelle.

Les embrocations émollientes, les cataplasmes simples ou arrosés de laudanum, les topiques résolutifs et fondants, surtout la combinaison des deux derniers moyens, nous paraissent indiqués pendant la période d'acuité dans la plupart des cas. Les plus grandes précautions seront nécessaires pour éviter au malade de violentes douleurs pendant les mouvements que nécessitent les changements de position. On évitera avec grand soin tout refroidissement, chez les malades surtout qu'on aura soumis aux frictions hydrargiriques ; car, outre les dangers inhérents à l'action du froid chez un rhumatisant généralement couvert de sueurs profuses, on sait combien le froid prédispose à la salivation mercurielle.

Plus tard, quand la période aiguë sera passée, et qu'on se trouvera en présence d'une oblitération veineuse lente à disparaître, nous croyons qu'on agira prudemment en s'abstenant de toute intervention violente. On se souviendra, en effet, que l'embolie est toujours à craindre, et que tourmenter le malade par un exercice forcé ou prématuré, par des frictions, des massages, serait favosiser cette redoutable complication. C'est dans le but de l'éviter que M. Fleury (de Langon) propose d'appliquer au-dessus de la veine oblitérée une ligature destinée à empêcher la migration du caillot ; avant lui, Trousseau émet la même idée à propos de la phlegmatia alba dolens, sans toutefois en conseiller formellement l'exécution. C'est du reste ce qui a été essayé pour enrayer la marche de l'infection purulente. Appliquée à la phlébite, l'idée ne nous paraît pas heureuse. Que les chirurgiens qui injectent un liquide coagulant dans un anévrysme ou dans des varices enferment dans une double ligature le segment du membre sur lequel ils opèrent, rien de mieux ; ils peuvent ainsi, pendant quelques minutes, éviter les chances d'embolies que l'opération fait courir au malade. Mais on ne saurait, sans inconvénient, maintenir une ligature appliquée pendant plusieurs semaines. Ou bien elle se relâcherait et ne serait plus d'aucune utilité ; ou bien une constriction violente exercée sur une veine déjà malade, serait capable de déterminer une recrudescence de la phlébite ; à coup sûr, une semblable ligature gênerait considérablement la nutrition du membre et s'opposerait à la disparition du coagulum en même temps qu'à la résolution de l'œdème. Ces considérations nous engagent à proscrire formellement toute espèce de bandage, à quelque période que ce soit de la maladie.

Les moyens auxquels nous croirions devoir recourir à cette seconde période sont des plus simples : garder longtemps le repos au lit, comme au début ; continuer les frictions résolutives ou aromatiques et les cataplasmes. Employer, si on le peut, sans déplacer le malade, les bains de vapeur qui activent les fonctions de la peau, et excitent ainsi la vitalité de tout le membre. Quand la maladie est tout à fait chronique, les cataplasmes de ciguë, souvent employés avec succès dans les cas analogues par M. Empis rendront de véritables services.

Un excellent moyen dont nous avons pu constater les bons effets chez le malade de M. Isambert, consiste dans l'élévation du membre, soit à l'aide de coussins convenablement disposés, soit à l'aide de la suspension dans une sorte de hamac à claire-voie : ce dernier procédé sera préférable ; car, outre les avantages qui résultent de l'élévation, il laissera le membre librement exposé à l'air, circonstance heureuse qui ne contribuera pas peu au rétablissement de toutes ses fonctions.

Enfin, je n'insiste pas sur le traitement à employer à la fin de la maladie, quand il ne reste qu'un peu d'œdème et de faiblesse du membre. Un exercice modéré et convenablement dirigé, quelques applications aromatiques, quelques bains excitants, un régime tonique en feront tous les frais.

OBSERVATION V.

(Revue médicale, juin 1848. — Extrait d'un mémoire intitulé : Observations cliniques sur quelques formes peu connues de rhumatisme, par M. Renouard).

Mme L..., maîtresse blanchisseuse, âgée de 35 ans, est d'une complexion faible et d'une santé délicate. Ses menstrues paraissent régulièrement, mais en petite quantité. Elle se souvient d'avoir ressenti à diverses époques quelques douleurs vagues, tantôt à une jointure, tantôt à une autre, sans jamais avoir été forcée pour cela d'interrompre ses occupations.

Le 14 juillet 1838, elle éprouva, en descendant de son lit, une petite gêne à l'articulation du pied droit; cette gêne s'étant dissipée au bout de quelques instants, elle put sortir dans la matinée comme à son ordinaire, mais, à son retour, quand elle eut pris un peu de repos, il lui fut impossible de se lever de sa chaise. Aussitôt qu'elle essayait de poser le pied sur le sol, elle y ressentait une vive douleur qui la forçait de s'asseoir et de tenir sa jambe horizontalement portée sur un coussin. Il n'y avait autour de l'articulation ni rougeur ni gonflement, et la pression de la main n'y développait aucune sensibilité anormale. Cette femme craignant de s'être donné une entorse, je la rassurai en lui disant qu'elle avait un rhumatisme goutteux.

Je ne la revis pas de trois jours. Dans la matinée du quatrième, c'est-à-dire le 18 juillet, je fus mandé de nouveau. La malade me raconta que, depuis ma première visite, elle avait beaucoup souffert, tantôt au pied, tantôt au jarret, tantôt à la cuisse; que la douleur passait d'une jambe à l'autre sans qu'on aperçût aucun changement au dehors; qu'enfin elle avait quitté les membres inférieurs et santé aux bras.

Voici maintenant ce que j'observai : il restait un peu de gêne à l'articulation du pied droit et au jarret du même côté. Le bras droit présentait, au lieu d'élection de la saignée, une surface rouge de 5 à 6 cent. de long sur 1 c. et demi de large. On distinguait, à la vue, et on sentait, avec le doigt, sous cette surface rouge, la veine céphalique, augmentée de volume, tendue et arrondie comme une corde. La plus légère pression y est insupportable. Le membre est forcément dans l'extension. La veine céphalique du bras gauche offrait, au devant du coude, les mêmes caractères, plus tranchés encore. La douleur y remontait jusqu'à l'épaule. En outre, on remarquait, sur le trajet de la veine radiale, un peu au-dessus du poignet, une petite tumeur dure, peu saillante, d'un rouge vif, très-sensible au toucher, ayant à peu près la circonférence d'une pièce de 50 centimes. — Prescription : limonade citrique, diète, bain de deux heures, repos au lit.

20 juillet. Les membres pelviens sont dégagés entièrement et peuvent se mouvoir en tous sens. La douleur de la veine céphalique du côté droit a un peu diminué, mais au bras gauche elle est plus intense et continue; elle prive la malade de sommeil et excite la fièvre. La moindre pression sur le trajet de cette dernière veine est insupportable. Le membre, posé sur des oreillers, demeure dans une extension et une immobilité complètes. 12 sangsues à l'anus, la saignée du bras ou du pied étant impraticables ; boissons acidules, diète, lavement émollient.

Le 21. Même état, 16 sangsues, le reste comme ci-devant.

Le 22. Le bras droit s'améliore lentement ; sur le bras gauche, la petite tumeur de la veine radiale est réduite plus qu'à moitié ; mais l'inflammation de la céphalique, loin de décroître, prend de l'extension en remontant vers le tronc. Elle gagne déjà les jugulaires. La fièvre est augmentée, le pouls donne 104 pulsations. Prescription : 8 sangsues à l'avant-bras gauche, 6 au droit. Pas de bain à cause de la difficulté qu'il y aurait à déplacer la malade, dont le bras gauche ne peut endurer la moindre secousse. Oindre ce bras avec la pommade suivante :

Cérat	8 gr.
Extrait de belladone. . .	1,50

Le 23. Les onctions ont calmé la douleur presque instantanément. La malade a un peu dormi. Les menstrues paraissent. Mêmes boissons ; 0,40 de calomel en deux doses, onctions avec la pommade suivante :

Onguent mercuriel double.	30 gr.
Extrait de belladone.	4 gr.

Le 25. Il y a eu 4 selles par l'effet du calomel. L'écoulement des menstrues a été presque nul, comme de coutume.

La douleur de la veine céphalique gauche s'étend, d'une part, vers la poitrine, par la sous-clavière, et de l'autre remonte le long du cou par la jugulaire. La malade ne peut tourner la tête, elle éprouve de la céphalalgie. Le pouls a pris de la force et du développement, en conservant sa fréquence de 104 pulsations.

La progression constante de cette maladie de la circonférence vers le centre me fait craindre qu'elle n'envahisse enfin la cavité du cœur ainsi que la cavité crânienne. M. le Dr Tauchon qui, sur ma demande, a bien voulu visiter cette malade, partage mon appréhension. Il pense, comme moi, que cette affection singulière est de nature rhumatismale. — 8 sangsues sous la clavicule gauche; même boisson ; lavement émollient ; continuer les onctions avec la pommade ci-dessus.

Le 28. Hier, la douleur s'est fait sentir un instant à la région cardiaque ; il y eut menace passagère de syncope avant l'application de sangsues; mais là s'est bornée la marche progressive de la maladie. Aujourd'hui, elle paraît avoir un peu rétrogradé ; il y a moins de fièvre.

Même boisson, 8 sangsues de nouveau sous la clavicule ; suspendre les onctions parce que les gencives sont douloureuses.

29. Le cordon formé par la veine céphalique du bras droit, au-devant du coude, a beaucoup perdu de sa grosseur et de sa dureté; la peau qui recouvre cette veine n'est plus rouge; la flexion de l'avant-bras est possible jusqu'à un certain degré. — Sur le bras gauche, l'inflammation décroît également; elle paraît avoir abandonné la jugulaire et la sous-clavière. La douleur ne dépasse plus l'épaule. Les mouvements du cou sont moins gênés ;

la céphalalgie a cessé. Il n'y a plus que 92 pulsation à la minute. Prescription : prendre trois fois par jour à des heures différentes une des pilules suivantes : Extrait et poudre d'aconit, ana 0,05 c. Lavement émollient ; même boisson ; faire des onctions avec pommade : axonge, 30 gr. ; extrait de belladone, 7 gr.

Le 30. La douleur est très-aiguë à l'épaule gauche ; la fièvre est un peu augmentée ; cependant, tous les autres symptômes tendent à s'améliorer. 8 sangsues à la région douloureuse. Le reste comme ci-dessus.

Le 31. Le bras droit est totalement dégagé ; le gauche marche lentement vers la guérison. La nuit a été bonne ; il y a 84 pulsations. — Eau de gruau ; pilules et onctions comme précédemment ; bouillon de poulet.

5 août. La douleur est bornée à l'articulation scapulo-humérale gauche. 6 sangsues sur ce point. Demain, un vésicatoire volant. Le reste comme ci-dessus.

Le 15. Le bras gauche se dégage ; on peut lui imprimer quelques mouvements sans occasionner de souffrances.

5 septembre. État général excellent. Cette femme acquiert plus d'embonpoint qu'elle n'en avait avant sa maladie ; néanmoins, le bras gauche n'est pas encore entièrement débarrassé. Lorsque la malade est debout, si elle laisse ce bras pendant, elle éprouve, à l'articulation de l'épaule, une fatigue douloureuse qui la force à soutenir son membre avec une écharpe. — 16 sangsues à la région deltoïdienne ; cataplasmes d'herbes émollientes. Cesser les onctions ; continuer les pilules d'aconit.

Le 18. Poser 12 sangsues au même endroit. Continuer les autres moyens.

Le 26. Les mouvements du bras gauche sont libres dans presque tous les sens, cependant la malade ne peut encore se coiffer elle-même, ni porter sa main derrière son dos. Si elle essaye d'exécuter ce mouvement, elle ressent une douleur obtuse entre les deux tubérosités de l'humérus. — 12 sangsues.

2 octobre. Guérison parfaite ; on cesse le traitement.

Réflexions de l'observateur. Les détails de cette observation me semblent justifier pleinement le titre de phlébite rhumatismale que je lui ai donné. En effet : 1° les parois veineuses étaient, sans aucun doute, le siége de la maladie, ainsi que je m'en suis assuré par la vue et par le toucher à diverses reprises, notamment lorsque, l'inflammation étant sur son déclin, la sensibilité un peu émoussée du tube veineux a permis de lui imprimer quelques mouvements; alors, en pressant la veine céphalique sous la pulpe du doigt, on percevait distinctement la sensation d'une corde tendue et résistante; 2° quant à l'épithète de rhumatismale, je ne présume pas qu'on en puisse contester l'exactitude, si l'on considère attentivement la marche de la maladie, ses déplacements répétés, sa tendance à n'intéresser qu'un même ordre d'organes, enfin sa terminaison.

La durée totale de la maladie observée par nous a été d'environ 75 jours. J'ai employé les évacuations sanguines avec plus de hardiesse vers la fin qu'au commencement, parce que je me suis aperçu qu'elles étaient très-bien supportées. La pommade belladonée calme plus d'une fois la douleur presque instantanément durant la première période; ensuite, elle a paru inefficace, et j'ai y renoncer. Les pilules d'aconit n'ont produit aucun soulagement.

OBSERVATION VI.

MM. Trousseau et Peter (Clinique médicale de l'Hôtel-Dieu, 2e édition).

L'artérite et la phlébite rhumatismales sont infiniment rares : il nous a été donné cependant d'observer un de ces cas exceptionnels; c'est celui du malade que vous avez vu couché au n° 16 de la salle Sainte-Agnès.

Cet homme, âgé de 36 ans, est pâle, débile; sa peau est blanche et fine. Il a l'habitude de boire avec excès, et surtout de l'eau-de-vie. Il entre à l'hôpital, le 11 mars 1864, avec un gonflement des genoux et du coude droit. Ce gonflement douloureux existe depuis quatre jours; il a débuté à la suite d'un mouvement fébrile assez intense. Le diagnostic ne saurait être douteux, c'est d'un rhumatisme articulaire qu'il s'agit. Le malade n'en a jamais eu d'autre atteinte.

La fièvre est modérée, l'état général peu inquiétant. Les deux genoux, le coude, le poignet et l'épaule droits sont gonflés et très-douloureux. Il n'y a pas de souffle au cœur ni de bruit anormal d'aucune sorte. La respiration s'accomplit régulièrement, et le murmure respiratoire est partout entendu.

Une chose nous a frappé dans le récit que nous a fait le malade, c'est que le jour même du début de l'affection il a éprouvé une douleur vive dans l'épaisseur du mollet droit, et que le lendemain il a ressenti une douleur analogue dans le mollet gauche. Les mollets sont en effet tendus, comme gonflés, durs, et la pression en est très-pénible; mais la douleur est surtout produite par une pression exercée sur le trajet des veines saphènes, qui se dessinent sous la peau comme deux cordons indurés. La douleur est aussi fort vive au point d'élection de la douleur dans la phlegmatia alba dolens, c'est-à-dire à la partie postérieure du mollet.

Il ne nous parut pas que ce fussent là les indices d'un rhumatisme musculaire, et l'idée d'une inflammation des veines profondes nous vint d'autant plus naturellement à l'esprit que l'induration douloureuse des saphènes indiquait une altération de ces canaux veineux; mais, comme il n'y avait pas d'œdème, nous résolûmes d'attendre, pour nous prononcer, sur l'existence d'une endophlébite.

Six jours plus tard, le 18, l'état des jambes est resté le même, mais les pieds sont notablement tuméfiés. Depuis cinq jours, le bras gauche est tuméfié, et il présente dans toute l'étendue de sa partie interne la teinte jaunâtre de l'ecchymose; la pression au niveau du biceps est très-douloureuse, et l'on sent dans l'aisselle un cordon dur, douloureux, évidemment formé par la veine axillaire oblitérée. Il y a cela de remarquable que le bras est très-tuméfié, que l'avant-bras l'est beaucoup moins, et que la main l'est à peine.

Il y a encore un épanchement assez abondant dans l'articulation des deux genoux, qui sont, relativement aux jambes, très-peu douloureux. L'articulation radio-carpienne, qui a été affectée, est complétement débarrassée.

Il n'y a toujours pas de souffle au cœur.

Le lendemain, le mollet droit a encore augmenté de volume; il a 50 centimètres de circonférence dans son plus grand diamètre. Celui du côté gauche, également tuméfié, n'a que 26 centimètres. Les veines superficielles se sont prises à leur tour; elles ont perdu leur souplesse et sont douloureuses au toucher. Les bras vont beaucoup mieux; le bras gauche présente toujours de larges taches ecchymotiques.

Il n'y a pas de fièvre, pas de chaleur ni de sueur. L'auscultation la plus attentive ne révèle l'existence au cœur d'aucun bruit anormal.

Il est donc évident que chez ce rhumatisant il n'y a pas d'endocardite, mais qu'il est atteint de phlébites multiples, c'est-à-dire que la diathèse, au lieu de frapper l'endocarde, affecte la tunique interne des veines, et qu'il y a eu endophlébite.

Le 19, le malade éprouve de la céphalalgie, il voit des mouches volantes; la douleur, qui siége sur la ligne médiane de la tête, le long du sinus longitudinal inférieur, nous fait penser qu'un travail phlegmasique avec oblitération consécutive s'effectue dans ce canal veineux, et nous nous attendons à des accidents cérébraux redoutables ; la céphalalgie et les troubles de la vision durent pendant trois jours, puis cessent, sans que nos prévisions soient justifiées.

Le 21, les deux veines fémorales, dans toute leur étendue, les deux veines humérales, depuis le pli du coude jusque dans l'aisselle, sont complétement indurées et très-peu douloureuses. Aux membres inférieurs, les veines satellites de la saphène interne et cette veine elle-même sont dures et douloureuses. Ainsi les troncs veineux principaux des quatre membres et quelques-unes des veines superficielles sont oblitérés, et il en résulte un œdème des quatre membres.

Le 22, on constate une nouvelle oblitération douloureuse, avec rougeur superficielle, au tiers externe et inférieur de l'avant-bras gauche.

Du 23 au 26, les veines superficielles de l'avant bras se prennent successivement; il en est ainsi des veines superficielles des jambes.

Pour bien étudier la marche de la phlébite, mon chef de clinique, M. Peter, emploie le moyen suivant : il trace avec le nitrate d'argent des lignes suivant les contours des veines superficielles, qui sont manifestement rouges, de manière qu'on puisse voir ce qu'elles deviendront les jours suivants. Au moment de l'expérience, ces veines, qui étaient rouges et douloureuses au toucher, étaient encore parfaitement perméables et pouvaient être vidées par la pression. Deux jours après l'expérience, elles présentaient un relief considérable, étaient dures, ne se laissaient plus vider par la compression, étaient moins rouges, bien que toujours à peu près aussi douloureuses. Ainsi la rougeur et la douleur avaient précédé l'oblitération du vaisseau : par conséquent, l'affection de la paroi veineuse avait précédé la coagulation du sang ; par conséquent aussi, il y avait phlébite, et cette phlébite n'était pas causée par l'irritation due au contact du coagulum, mais avait au contraire provoqué la formation de celui-ci.

Je n'insiste pas sur les alternatives d'augmentation et de diminution de l'œdème tenant à la difficulté plus ou moins considérable de la circulation veineuse; je préfère attirer votre attention sur un phénomène nouveau et des plus insolites, je veux parler de l'apparition, le 30 mars, vingt-troisième jour de la maladie, de pétéchies sur toute la cuisse gauche. A ce moment, il y avait eu recrudescence de douleurs dans le membre, dont les mouvements étaient devenus impossibles; la température, loin d'y être augmentée, y paraissait plus basse; la fièvre avait reparu, modérée toutefois, le pouls étant à 92 le matin, et à 100 le soir, mais il était petit, misérable. L'état général semblait des plus graves, et le malade poussait des gémissements continuels.

Le lendemain, l'œdème avait gagné le scrotum et la partie inférieure de l'abdomen.

Le jour suivant, la base de la poitrine était elle-même œdématiée, et la veine mammaire externe était douloureuse dans toute son étendue.

Le 3 avril, vingt-septième jour de la maladie, l'œdème de l'abdomen et du thorax augmentait encore, mais la fièvre cessait. Ce jour-là, on voyait naître sur la face dorsale du pied gauche, qui était énormément tuméfié, une large ecchymose.

Les jours suivants, des phlyctènes apparaissaient au niveau de cette ecchymose; il se produisait une éruption de pétéchies sur le genou et la cuisse droits, éruption accompagnée d'une vive douleur; puis les membres inférieurs furent presque entièrement couverts de pétéchies.

Enfin, vers les derniers jours d'avril, toute la peau de la face dorsale du pied gauche était sphacélée; celle de la partie correspondante du pied droit ne l'était qu'en partie; aux deux mollets, la peau s'ulcérait largement; il en était ainsi de la peau du scrotum et du prépuce.

Cependant nous faisions constater aux élèves qui suivaient la visite que les veines radiales et cubitales indurées diminuaient peu à peu de volume, et qu'il en était ainsi de la plupart des veines superficielles des membres inférieurs. Nous leur prédisions le retour prochain de la perméabilité et de la circulation dans ces veines avant que les principaux troncs fussent eux-mêmes rendus à la circulation, et c'est ce qui arriva. Il se passa un bien long temps avant que ces derniers redevinssent perméables. En effet, à la fin du mois de juin, quatre mois après le début de l'affection, les veines axillaires étaient encore indurées, et bien que la douleur eût depuis longtemps disparu, on ne pouvait pas supposer qu'elles fussent rendues à la circulation. Ce n'est que vers le milieu de juillet que les gros troncs veineux cessèrent d'être oblitérés.

Mais les pertes de substance des pieds et des jambes dégénérèrent en ulcères de mauvaise nature, ulcères sordides qui saignaient au moindre contact et dont la cicatrisation se fit attendre jusqu'au milieu de septembre, et encore, à cette époque, six mois après le début des accidents de phlébite, l'ulcère du mollet gauche n'était-il pas complétement cicatrisé.

Il était difficile de voir un sujet plus profondément anémique; cependant toutes les fonctions s'accomplissaient bien. La fièvre avait disparu vers la fin du premier mois de la maladie, les fonctions du cœur étaient intactes, la respiration se faisait bien, l'appétit était assez vif et les digestions parfaites; il n'y avait pas d'albuminurie ni de diarrhée. C'est à cette conservation des fonctions plastiques que cet homme dut de résister aux redoutables accidents locaux qu'il éprouva.

Enfin il quitta l'hôpital, dans le milieu de septembre, avec un œdème persistant du mollet gauche et une cicatrisation incomplète de l'ulcère de cette jambe. Nous pensâmes que le séjour à Vincennes achèverait une guérison difficilement obtenue à l'hôpital.

Nous avons surtout insisté dans le traitement sur l'administration du sulfate de quinine et des toniques; nous avons toujours alimenté le malade, et nous lui avons fait prendre pendant longtemps du vin diurétique.

OBSERVATION VII.

M. Martineau (Gazette des hôpitaux, 1864).

D..., cordonnier, âgé de 56 ans, entre, le 25 février 1865, à l'hôpital Beaujon, salle Beaujon, service de M. Frémy: cet homme n'a jamais été malade dans son enfance; on ne trouve sur lui-même aucune trace d'affection, soit constitutionnelle, soit diathésique. Son père et sa mère, à sa connaissance, ont toujours été bien portants. A l'âge de 20 ans, il tombe au sort et reste huit ans soldat. Pendant toute cette période qu'il passe en partie en

Afrique, il n'a fait aucune maladie, excepté deux blennorrhagies ayant duré chacune environ trois semaines. Après ces blennorrhagies, il n'a pas eu de taches sur la peau, il n'a présenté aucuns phénomènes qui puissent rappeler l'idée d'une syphilis.

Ayant fini son temps de service, il revint en France, et, à peine débarqué à Marseille, il est pris tout à coup, suivant son dire, d'une sciatique gauche qui le tient trois mois à l'hôpital. Le traitement a consisté en bains, douches de vapeur et applications répétées de vésicatoires. Depuis cette époque, il n'a pas été malade, il n'a pas ressenti de douleurs dans le membre gauche.

Il y a deux mois environ, D... éprouve tout à coup une douleur à la partie postérieure du jarret gauche, douleur intermittente, revenant par accès, pendant lesquels elle se montre avec une grande acuité; malgré cela, il continue son travail, mais peu à peu cette douleur s'est propagée vers la jambe, et un mois après son début, D... s'aperçoit que sa jambe est enflée. En même temps, il éprouve des élancements dans cette partie du membre, et il peut à peine travailler. Ces phénomènes, douleur et gonflement, durent quinze jours, puis disparaissent; toutefois la douleur persiste, mais elle est moins intense et ne l'empêche pas de se livrer au travail.

Le 17 février, après une forte marche que D... avait été obligé de faire, la douleur reparaît avec une nouvelle acuité, et, cette ois, au lieu de se propager vers la jambe, elle gagne la partie interne de la cuisse, remontant jusqu'à l'aine. Le lendemain, le gonflement se montre de nouveau. Celui-ci débute par le pied et gagne successivement le cou-de-pied, la jambe, la cuisse. En même temps, le membre gauche est engourdi. Le malade nous dit qu'il reste trois jours sans sentir sa jambe, puis surviennent des fourmillements. Du reste, la santé, à part ce symptôme, reste bonne; il conserve son appétit, il ne croit pas avoir eu la fièvre. Un médecin appelé fait appliquer deux vésicatoires à la partie postérieure de la cuisse. D..., voyant qu'il ne pouvait travailler, vient à l'hôpital, où il est admis le 25 février.

Le soir de son entrée, je trouve un homme fort, bien musclé, vigoureux, ayant toutes les apparences d'une bonne santé. Cependant il se plaint de souffrir parfois violemment dans le membre inférieur gauche. Celui-ci présente, en effet, un volume énorme, au moins double de celui du membre droit Les téguments sont tendus, durs, conservant à peine l'empreinte du doigt, d'un blanc pâle à la cuisse, ils présentent une coloration violacée sur la jambe et principalement sur le pied. Le gonflement porte sur tout le membre gauche, remontant en avant jusqu'au ligament de Fallope; en arrière, il s'arrête au niveau du pli fessier. La pression n'est pas douloureuse à la cuisse et à la jambe; mais, lorsqu'on vient à appuyer un peu fort l'extrémité du doigt sur la face dorsale du pied, le malade accuse une vive douleur. Du reste, la pression ne laisse pas d'empreinte. La température de cette partie du membre est abaissée, elle présente deux degrés de moins qu'à droite; la chaleur reparaît vers la partie moyenne de la jambe. A ce niveau, elle est égale dans les deux membres. La sensibilité tactile ou générale est parfaitement conservée. Les mouvements persistent, mais ils sont très-gênés par le gonflement du membre.

La palpation permet, à partir de la partie interne du genou, de sentir un cordon dur, douloureux, se dirigeant le long de la face interne de la cuisse et s'arrêtant à deux travers de doigt du pli de l'aine; en dehors de ce cordon, par la pression, on sent les battements de l'artère fémorale Tout le long de ce cordon, que l'on peut facilement circonscrire, la peau est rouge, chaude, presque érysipélateuse. Les ganglions inguinaux ne sont ni indurés ni douloureux. Au creux poplité, ce cordon est difficile à percevoir; il se perd insensiblement. Les battements de l'artère poplitée, de la tibiale postérieure et de la pédieuse, ne peuvent pas être perçus à cause du gonflement.

La peau du corps est chaude, le pouls plein, fréquent, donnant 96 pulsations à la minute; la langue est recouverte d'un enduit blanchâtre assez épais; pas d'appétit. Depuis trois jours, constipation. Pas de céphalalgie ni de douleurs dans d'autres parties du corps.

Le cœur présente son volume normal; les battements s'entendent très-bien, ils ne sont couverts par aucun bruit anormal. Rien dans les autres organes; le foie et la rate ne sont pas développés plus qu'à l'ordinaire; du reste, le malade n'a jamais eu de fièvres intermittentes. De même, il ne présentait pas de varices des membres ni de veinosités de la peau, indices de varices profondes.

Le 26. M. Frémy constate les signes ci-dessus et diagnostique une phlébite de la saphène interne, phlébite spontanée.—Bain de vapeur; 50 grammes de sulfate de soude.

Le 27. Purgation abondante, 6 selles, nuit bonne; même état dans le membre gauche. L'état général est meilleur; pas de fièvre, appétit.—Frictions d'onguent napolitain sur tout le membre; cataplasme.

6 mars. La cuisse a diminué de volume, elle ne présente plus d'œdème. Le cordon formé par la saphène interne est moins dur, moins saillant, pourtant il est toujours un peu gros; on le sent facilement. A ce niveau, la pression n'est plus douloureuse, les téguments ne présentent plus de rougeur.

A la partie interne du genou, un peu postérieurement, on sent un cordon dur, volumineux comme une grosse plume d'oie, formé par la saphène interne. Ce cordon se prolonge, d'une part, vers la cuisse, où il se confond avec celui précédemment signalé; d'autre part, il s'étend vers la jambe, sur la face interne du tibia, où on le perd après un trajet de 5 à 8 centimètres. Ce cordon n'est douloureux qu'à une forte pression.

La jambe est toujours volumineuse; elle est deux fois plus grosse que la droite. Les téguments conservent difficilement l'empreinte du doigt; leur coloration est un peu violacée. La température du membre gauche est la même que celle de droite.

Le pied est de même gonflé, dur, l'empreinte du doigt ne persiste pas; les téguments sont violacés; les doigts du pied, à leur face plantaire, sont froids, et leur température accuse 2 degrés de moins qu'à droite. La peau est livide, mais on n'observe ni phlyctènes, ni coloration noirâtre. Depuis deux jours, le malade éprouve une vive douleur dans le genou, surtout à la partie interne, aussi est-il obligé de fléchir sa jambe; cette position le soulage; en même temps, il ressent parfois des fourmillements, des crampes dans le pied.

On sent partout le battement de l'artère crurale au pli de l'aine et à la partie moyenne de la cuisse; de même, le doigt perçoit les battements de l'artère poplitée, mais à la jambe et au pied on ne peut les sentir, tant est grand le gonflement. L'état général du malade est bon, il n'y a pas de fièvre. Appétit. — Traitement : repos au lit; 2 portions. On continue les frictions avec l'onguent napolitain.

Le 15. La douleur du genou a complétement disparu. La palpation a de la peine à trouver le cordon formé par la saphène à la cuisse et au creux poplité. Le gonflement n'existe plus. Aujourd'hui, le malade accuse une douleur vive, lancinante, à peu près vers le tiers inférieur de la jambe, près du bord externe du tibia A partir de ce point, on retrouve l'œdème qui occupe aussi le pied. Les téguments sont tendus, ne conservent pas l'empreinte du doigt; ils présentent une coloration un peu violacée, mais on n'observe pas de phlyctènes; la température, à ce niveau, présente 2 degrés de moins qu'à droite.

L'état général du malade est toujours excellent, seulement, depuis deux jours, il est atteint d'une stomatite mercurielle peu intense.—Même traitement; de plus, julep gommeux avec chlorate de potasse, 5 grammes.

Le 23. Tout gonflement a disparu; le membre gauche est revenu à son état normal; le malade peut le mouvoir sans douleur. On ne sent plus le cordon formé par la saphène. La stomatite est de même guérie.

Le 25. La guérison se maintenant, le malade sort.

OBSERVATION VIII.

M. Champouillou (Gazette des hôpitaux, 1864).

M. Charles X..., 46 ans, d'une constitution robuste et pléthorique, a contracté de bonne heure l'habitude de la vie stagnante et d'un régime alimentaire opulent. De bonne heure aussi, il a été sujet à des attaques de rhumatisme goutteux, généralement bénignes et de courte durée.

Cependant, le 5 août 1862, M. X... éprouva tout à coup des élancements très-vifs dans le gros orteil gauche; le surlendemain, l'articulation tibio-tarsienne du même côté était devenue rouge, tuméfiée, mais assez peu sensible, tandis que le centre du mollet était le siége de douleurs atroces rayonnant vers le creux poplité et la face interne de la cuisse.

Trois jours plus tard, c'est-à-dire le 9, le membre tout entier a acquis un volume considérable; les veines saphènes se montrent en relief dans toute l'étendue de la jambe; elles forment un cordon rouge et induré. La saphène interne présente particulièrement, au devant des muscles adducteurs et droit interne, une saillie moniliforme. Bientôt le réseau des veines superficielles participe à cet état de dureté, de rougeur et de sensibilité.

Le 18. Un commencement d'infiltration séreuse envahit et décolore le pied, ainsi que les malléoles; de larges ecchymoses apparaissent avec tous les caractères d'une origine profonde, au-dessous du condyle interne et de chaque côté du tendon d'Achille. Au repos, les douleurs sont assez tolérables, mais elles s'éveillent avec force dès qu'une pression, même légère, s'exerce sur le trajet des veines ou sur la partie moyenne du mollet.

Ni souffle ni bruit anormal d'aucune espèce ne se font entendre du côté du cœur, et malgré la nature de la lésion, malgré la multiplicité des points envahis, la réaction fébrile a toujours été très-modérée.

Des bains tièdes prolongés, l'immobilité du membre tenu élevé et enveloppé de fomentations émollientes, ont pour effet d'amortir l'acuité de la souffrance.

Après un mois de ce traitement, secondé par un régime sévère, l'état des veines superficielles, subissant de près l'action des topiques s'est considérablement amélioré. Au toucher, on ne perçoit plus que de petits tronçons épars d'induration. Les ecchymoses ont surtout disparu et n'ont point été remplacées. Le mollet, un peu détendu, est toujours très-volumineux; la main, en se refermant sur lui, provoque encore çà et là des douleurs assez vives, il en est de même des efforts de la marche.

Vers le soixante-dixième jour de la maladie, les rameaux extérieurs des saphènes se sont affaissés; le mollet est toujours empâté, ainsi que la totalité du pied; une légère teinte se remarque aux orteils et au pourtour des malléoles. Le malade éprouve la sensation d'un engourdissement et d'une pesanteur incommodes, depuis le genou jusqu'à l'extrémité du pied. Quelles que soient les précautions que l'on prenne pour la réchauffer, la peau du membre reste continuellement glacée, phénomène d'ailleurs inséparable des difficultés de la circulation et de l'innervation dans les régions des membres pelviens tuméfiés par l'œdème.

Les articulations se trouvant, jusqu'à un certain point, immobilisées par leur propre gonflement, il s'agissait de leur donner un peu de souplesse réclamée par le malade, qui désirait se livrer à la marche. M. Champouillon eut alors recours à l'emploi du bandage compresseur; mais cet expédient n'eut qu'un médiocre succès. Des frictions pratiquées pendant deux mois avec l'alcoolat d'arnica, le teinture de benjoin, etc., ranimèrent un peu la vitalité des tissus sans diminuer beaucoup leur empâtement.

Tous ces résultats à peu près négatifs, et la persistance de l'œdème, rendaient très-vraisemblable l'idée d'une oblitération plus ou moins complète des veines profondes du mollet par suite de leur inflammation, et peut-être aussi de la formation de caillots obturateurs.

La médication par les révulsifs cutanés parut devoir être la plus avantageuse en pareil cas. M. X... fut donc soumis à l'usage des bains de vapeur aromatiques ; plus tard, la vapeur d'iode fut substituée aux espèces aromatiques, et, vers le mois de février 1863, les malléoles seules restaient infiltrées. Les bains ayant été abandonnés, le pied et le mollet reprirent bientôt leur volume ; de nouvelles fumigations d'iode rendirent de nouveau à ces parties une apparence normale. Enfin, après bien des alternatives d'augmentation et de diminution de l'œdème, M. X... se rendit à Contrexéville (août 1864) pour y suivre un traitement par les eaux. La cure fut des plus heureuses, car, depuis cette époque jusqu'à ce jour (24 novembre), il ne s'est plus manifesté aucun signe de récidive. Le membre, totalement dégagé, a recouvré la force et l'énergie habituelle de ses mouvements.

OBSERVATION IX.

M. Pelvet (Bulletins de la Société médicale d'observation, 1865).

Un jeune homme âgé de 22 ans, d'une constitution robuste, entre le 13 avril, 1865, à l'Hôtel-Dieu, salle Sainte-Madeleine n° 5.

Jusqu'à ce jour il avait joui d'une santé parfaite et n'avait eu d'autre maladie qu'une fièvre typhoïde légère, il y a dix-huit mois.

Dans ses antécédents, aucune trace de scrofule, de phthisie, ni de syphilis. Ses parents n'étaient pas rhumatisants, et lui-même n'a eu jusqu'ici aucune attaque de rhumatisme.

Il y a cinq mois, il est venu habiter Paris, et s'est placé comme valet de chambre. Bien nourri, bien logé, il n'a point eu à subir de fatigues excessives et n'a fait d'excès d'aucun genre.

Dans la journée du 8 avril il ressentit un malaise général, une courbature dans tous les membres. Le soir cet état se prononça davantage ; il survint de violentes douleurs de tête et des douleurs contusives dans les mollets. La nuit se passa sans sommeil il; avait la peau brûlante et couverte de sueurs. Il ressentit même quelques frissons en se mettant au lit.

Le lendemain, il eut un accès de fièvre à 3 heures du soir. Les mollets enflèrent et devinrent très-douloureux. La courbature continuait et allait en augmentant.

Le 11, un nouvel accès de fièvre parut vers le soir.

A partir de ce jour, les douleurs des mollets n'ont pas augmenté, mais il en a ressenti depuis dans les bras. Il entre le 13 à l'Hôtel-Dieu.

Ce qui frappe tout d'abord en lui, c'est l'extrême prostration dans laquelle il est plongé. Ses membres sont dans une immobilité absolue, et lorsqu'il veut les soulever ou même les changer de place, on voit qu'il éprouve de vives douleurs et qu'il est obligé de faire un effort, comme s'ils étaient devenus pesants au-dessus de ses forces.

Cependant la face est rouge et injectée, ses yeux brillants; la peau chaude et moite; le pouls à 100.

L'examen de la surface cutanée montre une éruption assez irrégulière, peu abondante, et dont l'élément n'est pas nettement caractérisé dans tous les points.

Sur la lèvre inférieure, près de la commissure gauche, se voit une petite ulcération à fond jaunâtre, peu déprimée. Une pareille se remarque sur le pharynx du même côté.

Sur la poitrine, au niveau de la clavicule gauche, est un bouton rouge induré, de forme allongée. Il est entouré de quelques petites taches rouges disséminées, pareilles à des piqûres de puces. Pas d'autre éruption sur le thorax et l'abdomen, si ce n'est quelques boutons d'acné qui semblent assez récents.

Sur le bras gauche, au niveau de la saignée, se remarque une petite plaque saillante du diamètre d'une pièce de deux francs. Elle est arrondie, rouge, un peu indurée, et surmontée d'un groupe de vésicules herpétiques, disposées en couronne et entourant un espace rouge foncé que recouvre une mince squame blanchâtre.

Sur le bras droit, l'éruption a un autre aspect. Elle est formée d'une dizaine de papules rouges disséminées, entourées d'une aréole foncée.

Les masses musculaires des deltoïdes et de l'avant-bras sont très-douloureuses à la pression ou lorsque la malade les contracte.

Aux membres inférieurs, la face interne de la cuisse droite présente plusieurs petits groupes de vésico-pustules réunies ensemble et entourées d'une aréole rouge très-foncée.

A la cuisse gauche, il n'y a qu'une grosse vésicule isolée, avec un cercle rouge autour d'elle.

Sur le 1/3 inférieur des deux jambes, la peau offre des plaques rouges irrégulières, au niveau desquelles on sent un épaississement diffus du tissu sous-cutané et où la pression est douloureuse. Ces rougeurs remontent en suivant le trajet de la saphène depuis le cou-de-pied jusqu'aux mollets ; ceux-ci sont très-gonflés, durs, rénitents, leur température est élevée.

La moindre pression exercée sur eux, surtout lorsqu'on les prend à pleine main, détermine immédiatement une douleur si vive que le malade pousse des cris et essaye de retirer sa jambe, malgré la crainte extrême pour tout mouvement.

Le creux du jarret est également très-douloureux à la pression, et on y sent une tuméfaction qui paraît suivre le trajet de la veine poplitée.

Ces phénomènes sont également prononcés des deux côtés.

La cuisse droite est douloureuse à sa partie antérieure, mais on n'y sent pas d'empâtement. Les ganglions inguinaux ne sont pas augmentés de volume.

Les articulations ne présentent aucun gonflement, aucune rougeur. Les genoux seulement sont le siége de douleurs vagues, spontanées ou déterminées par la pression.

A l'auscultation et à la percussion de la poitrine, rien d'anormal dans les poumons.

Les bruits du cœur semblent un peu sourds, mais il n'y a pas de bruit de souffle.

Le ventre est douloureux au niveau du flanc gauche, mais il ne présente aucune espèce de tache.

Le foie et la rate ont leur volume habituel.

La langue est couverte d'un enduit blanchâtre un peu jaune. Pas de nausées ni de vomissements. Soif vive, un peu de diarrhée.

Les urines ne donnent pas de précipité par la chaleur et l'acide nitrique.

Traitement : Sulfate de quinine, 50 cent. Limonade 2 pots.

Le 15. Les mollets sont encore plus sensibles et plus gonflés ; la peau y est rouge et tendue. On dirait qu'un abcès profond existe au milieu des muscles ; mais il n'y a pas apparence de fluctuation. Le mollet droit est le plus fortement pris ; la moindre pression cause des douleurs atroces.

Le soir du même jour, le malade accuse une douleur dans le bras gauche. En l'examinant, on trouve, à la partie interne et supérieure, sur le bord du biceps, une plaque saillante, allongée de 8 cent. environ, au niveau de laquelle la peau a une teinte violacée et présente un empâtement profond, bien limité. Cette plaque suit le trajet de la veine basilique et s'étend jusqu'à l'axillaire.

La fièvre est moins forte. Pouls 90.

Les accès n'ont pas reparu depuis qu'il prend du sulfate de quinine, mais la prostration et la courbature sont les mêmes. Plus de diarrhée.

Le 17. Sur le bras droit paraît un petit groupe d'herpès analogue aux précédents. L'éruption, dans les autres points, est stationnaire ou tend à disparaître. L'avant-bras droit présente, le long de son bord cubital et sur le trajet de la veine de ce nom, un empâtement douloureux formant une plaque allongée nettement circonscrite. Le bras gauche continue à faire éprouver de vives douleurs. Quelques soubresauts dans les muscles des bras, et surtout dans les jambes. Les gencives sont tuméfiées, et présentent un enduit blanchâtre. Elles n'ont pas fourni d'écoulement sanguin.

Le 18. La prostration est la même. Peau chaude, pouls fréquent. Le mollet droit est désenflé, il est moins rouge et moins douloureux à la pression. Le gauche est presque revenu à son volume normal et n'est plus douloureux. Il y a aussi de l'amélioration du côté des membres supérieurs.

Le 20. Sur le mollet droit, qui est désenflé paraissent deux petits groupes d'herpès. Le malade se plaint encore de vives douleurs dans le bras gauche, au niveau de la veine basilique. L'état général est meilleur.

Le 25. L'amélioration s'est continuée. Le malade s'est un peu relevé de son état déprimé; il exécute quelques mouvements. Les masses musculaires des mollets n'ont conservé qu'une sensibilité un peu plus vive à la pression et une certaine faiblesse. La fièvre est tombée et la chaleur plus uniforme.

Mais un nouveau symptôme est apparu du côté du cœur, c'est un bruit de souffle au premier temps, à la base.

Les battements sont toujours éloignés et les bruits plus sourds que d'habitude. Cependant la percussion ne fait pas constater une matité plus grande.

Hier, dans la journée, l'avant-bras gauche est devenu douloureux au niveau de la saignée. Le soir, on sentait le long de son bord externe une tuméfaction ayant la forme d'un cordon dur, arrondi et dominant en relief le trajet de la veine radiale; la peau, à ce niveau, est rouge et chaude.

Le 28. L'inflammation du tissu cellulaire qui entoure le vaisseau s'est dissipée, mais la veine radiale forme un cordon dur qui se prolonge le long du bord externe de l'avant-bras jusqu'à trois doigts environ du pli du coude, et là elle se termine par une petite tumeur noueuse, saillante et dure, du volume d'un gros haricot.

L'induration des autres veines tend à disparaître.

Le malade se plaint d'une vive douleur à la région du foie, qui est très-sensible à la pression. — Vésicatoire.

Le 30. La douleur est moindre, l'induration de la veine radiale ne s'est pas modifiée.

3 mai. Le malade se rétablit, quoique assez lentement. Le cordon de l'avant-bras gauche persiste; celui du bras droit a reparu. Douleur dans le genou droit, qu'il remue plus difficilement. Les jours suivants, le genou est douloureux et gonflé; la peau y est rouge et chaude. Le malade est agité le soir, il ressent un malaise général.

Le 7. Le genou droit est moins sensible et moins gonflé. Les mollets sont revenus à leur volume ordinaire; ils ne sont plus douloureux, mais encore un peu faibles. Plus d'empâtement à la partie inférieure des jambes, dans les jarrets ni dans le bras droit. Le bras gauche seul présente de l'induration sur le trajet de la veine radiale.

Les bruits du cœur sont soufflants et peu distincts. Cependant le malade n'a ni oppression ni palpitations.

Il a conservé un peu de sensibilité au niveau du foie. L'appétit est revenu, ainsi que les forces.

Il part, le 12 mai, en convalescence pour Vincennes.

OBSERVATIONS X ET XI.

Nous avons suivi personnellement les deux malades dont nous donnons ici l'observation.

Notre maître, M. Empis, en a fait le sujet d'une leçon clinique sur la phlébite rhumatismale. Cette leçon ayant été publiée dans la *Gazette des hôpitaux* (octobre 1868), nous ne pouvons mieux faire que de reproduire les observations telles que M. Empis les a données lui-même, avec les réflexions dont il les fait suivre:

La première des malades dont je vous ai promis l'histoire, entrait dans nos salles le 6 avril ; elle est couchée au n° 45. Agée de 37 ans, et douée d'une forte et belle constitution ; marchande des quatre-saisons, elle fut prise pour la première fois d'une violente attaque de rhumatisme polyarticulaire à l'âge de 20 ans. Depuis cette époque, elle est restée sujette à des battements de cœur, mais elle n'avait pas éprouvé de récidive de son rhumatisme.

Huit jours avant son entrée à la Pitié, elle avait été forcée de quitter son travail et de prendre le lit pour une nouvelle attaque de rhumatisme articulaire aigu. Pendant les premiers jours qu'elle passa à l'hôpital, nous assistâmes aux localisations multiples du rhumatisme, se disséminant sur les jointures, en même temps que nous constations, par l'examen du cœur, les signes certains de l'endocardite.

Traitée par le sulfate de quinine à doses fractionnées, et alors que l'intensité de la fièvre et des inflammations articulaires allaient en diminuant, la malade fut prise brusquement d'un frisson, suivi d'une recrudescence de l'état fébrile.

A la visite du lendemain, elle accusait dans l'aine du côté gauche, une douleur violente, irradiant le long des veines saphène et crurale, dans la cuisse et la partie postérieure de la jambe. Nous constations, en effet, qu'un cordon dur, non pulsatil et extrêmement sensible à la pression, existait le long de ces vaisseaux, depuis l'aine jusqu'à la partie moyenne de la cuisse ; et qu'un autre point, très-douloureux à la pression, se rencontrait aussi à la partie postérieure de la jambe. La totalité du membre inférieur de ce côté était le siége d'un œdème très-considérable ; cet œdème était mou et non douloureux à la pression, celle-ci n'exaspérant bien expressément la douleur que le long des cordons veineux. Nous constations aussi que le système lymphatique restait étranger à ces phénomènes ; qu'il n'y avait aucune rougeur le long des vaisseaux blancs, et que les ganglions inguinaux n'étaient point tuméfiés.

L'immobilité du membre, un liniment belladoné et la continuation du sulfate de quinine à l'intérieur, constituèrent tout le traitement.

Bientôt l'état fébrile disparut, les jointures récupérèrent leur mobilité et leur indolence, en même temps que les signes fournis par l'exploration du cœur témoignaient de la fin de l'endocardite aiguë. Cependant la tuméfaction œdémateuse de tout le membre inférieur gauche attestait encore l'existence d'un obstacle au retour du sang dans les veines; et la persistance de la douleur le long de ces vaisseaux, nous indiquait encore un certain degré d'acuité dans la lésion.

Parvenue aujourd'hui au delà de son troisième mois d'évolution, cette altération des veines n'est pas encore totalement dissipée. Si la douleur est devenue presque inappréciable à la pression; par contre, la dureté des veines n'a rien perdu de son intensité, et le membre redevient œdémateux dès que la malade marche un tant soit peu dans la salle. Sa santé générale, comme vous en pouvez juger, est d'ailleurs excellente; et bien que la lésion qui persiste dans les veines ait été, si je ne m'abuse, une inflammation rhumatismale à son point de départ, on est en droit, néanmoins, de regarder aujourd'hui la malade comme complétement guérie de son rhumatisme aigu.

Notre seconde malade, couchée au n° 4, offre, avec la première, une analogie frappante. Entrée le 6 mai dernier et âgée seulement de 29 ans, elle a eu, à l'âge de 18 ans, une première attaque, qui lui a duré neuf mois. Depuis cette époque, elle est restée sujette à des douleurs vagues dans les membres, mais ces douleurs n'ont jamais été assez fortes pour lui faire reprendre le lit. Elle n'a jamais rien éprouvé du côté du cœur.

Lors de son entrée à la Pitié, il y avait près de trois semaines que son rhumatisme s'était réveillé avec acuité. A notre première visite, nous constations chez elle un rhumatisme polyarticulaire aigu, sans manifestation cardiaque. Nous découvrions en même temps un écoulement blennorrhagique qu'elle fait remonter à cinq semaines. Elle fut traitée, comme la précédente, par le sulfate de quinine.

Le 12 mai, dans la soirée, et alors que le rhumatisme sévissait encore avec violence sur un grand nombre de jointures, la malade fut prise d'un frisson très-fort, suivi d'un malaise général insolite. Le lendemain, nous constations chez elle, du côté du membre inférieur droit, des phénomènes identiques à ceux que nous observions, quelques jours avant, sur la malade du n° 45.

Elle éprouvait, comme celle-là, une douleur vive dans l'aine droite; la douleur suivait la même direction le long des veines crurale et saphène, et l'on sentait très-distinctement sur le trajet de ce vaisseaux la présence d'un cordon dur, non pulsatil e très-douloureux à la pression. Comme chez la malade précédente, existait un endroit très-sensible à la pression, à la partie moyenne et postérieure de la jambe.

Comme chez elle aussi, il y avait œdème de tout le membre inférieur et œdème mou, non douloureux à la pression, en dehors du trajet des veines. Non plus que chez la malade du n° 45, il n'y avait d'indice d'inflammation des vaisseaux lymphatiques, les ganglions inguinaux étaient sains, et l'on ne constatait aucune rougeur à la peau.

On continua l'usage du sulfate de quinine à doses fractionnées, et l'on eut recours au même liniment belladoné que pour notre première malade.

Cette complication veineuse survenant, comme chez le n° 45, dans le cours d'un rhumatisme aigu, a suivi exactement la même marche : le rhumatisme articulaire est guéri, les douleurs qui existaient sur le trajet des veines ont progressivement diminué, et aujourd'hui, après plus de deux mois de durée, les veines atteintes restent dures et oblitérées, de telle sorte que l'œdème du membre persiste encore.

Ces deux faits sont très-intéressants et méritent de nous arrêter.

Un premier point ne me paraît pas douteux, à savoir, qu'il se soit bien agi là d'une phlébite oblitérante. La douleur vive qu n'existait bien expressément que sur le trajet des veines ; le cordon dur, non pulsatil, qui se dessinait sous les doigts ; le long de ces vaisseaux, l'œdème du membre, etc., à tous ces signes, on ne peut méconnaître la phlébite. Ce n'était pas la *phlegmatia alba dolens*, affection plus complexe, qui, bien qu'elle puisse s'observer en dehors des suites de couches, n'en offrait bien évidemment pas les signes chez nos malades. Cette maladie, très-judicieusement appréciée par Graves, sous le rapport de ses éléments, ne consiste pas exclusivement dans la phlébite et dans les phénomènes immédiats de celle-ci, tels que la douleur et l'œdème du membre; mais elle résulte, tout à la fois, et de la phlébite et de l'inflammation des lymphatiques et d'une inflammation spéciale du tissu cellulaire, qui a pour effet immédiat le gonflement dur et douloureux du membre dont la peau distendue devient blanche et luisante.

La phlébite est un des éléments constituants de la *phlegmatia alba dolens*, mais elle n'est point, à elle toute seule, cette maladie.

Il s'agissait donc bien, chez nos deux malades, d'une phlébite; mais quelle est l'interprétation qu'il convient de donner à cette phlébite, survenant ainsi dans le cours d'un rhumatisme articulaire aigu?

Est-ce une complication toute fortuite et indépendante du rhumatisme? ou bien devons-nous la considérer comme l'effet direct de la cause rhumatismale qui, en même temps qu'elle déterminait du côté des jointures les fluxions inflammatoires que vous avez observées, aurait aussi porté son action sur les veines? C'est le second point qu'il nous faut discuter.

Dans le cours de beaucoup de maladies, la phlébite oblitérante peut survenir à titre de complication ou, du moins, sans qu'il nous soit possible, dans l'état actuel de nos connaissances cliniques, de saisir une relation directe entre elle et la maladie primitive.

Ainsi, vous avez été à même de voir, dans ces derniers temps, dans nos salles, un tuberculeux chez lequel je vous faisais remarquer la présence d'une de ces phlébites du membre inférieur.

Vous l'observerez aussi chez des cancéreux. Parmi les maladies aiguës, la pleurésie et la pneumonie sont, après les phlegmasies pelviennes, celles qui favorisent le plus cette complication. Si dans les phlegmasies pelviennes on peut, jusqu'à un certain point, expliquer l'apparition de ces phlébites oblitérantes par la propagation de l'irritation phlegmasique des veines pelviennes à celles des membres inférieurs, la même théorie ne saurait être appliquée aux phlébites qui surviennent dans le cours de la pneumonie et de la pleurésie; elle ne saurait non plus convenir à propos des phlébites qui s'observent dans les cachexies propres aux maladies chroniques.

Il faut nécessairement dans ces cas l'intervention d'une cause plus générale, soit d'ailleurs qu'on la place dans le sang ou dans une diathèse. Il serait possible, sans doute, que les deux phlébites que vous venez d'étudier chez nos rhumatisantes soient de la nature occulte de celles qui surviennent dans le cours de la pneumonie et de la pleurésie, et que la cause rhumatismale n'y soit absolument pour rien. Cependant en comparant les symptômes éprouvés par nos malades, la marche, la durée et la terminaison de cette phlébite, avec ce que nous avons vu jusqu'ici dans les phlébites advenues dans les autres circonstances, cette complication me paraît offrir ici quelque chose de spécial.

Ainsi le début n'a pas été celui des phlébites oblitérantes qui compliquent les cachexies. Dans cette dernière circonstance, il est presque toujours silencieux; c'est à peine si les malades peuvent indiquer le jour où cette complication a commencé; ils éprouvent plutôt un sentiment de gêne et de lourdeur du membre qu'une véritable douleur; et ce n'est qu'en cherchant celle-ci à ses points d'élection que le médecin parvient à l'éveiller et à la constater; l'œdème du membre en est ordinairement le symptôme le plus saillant. Ajoutons que cette espèce de phlébite ne trouble point ordinairement la totalité de l'organisme et qu'elle ne détermine aucune réaction générale. C'est ainsi que se révèlent, à quelques nuances près, la plupart des phlébites oblitérantes que vous observerez dans le cours de la pneumonie et de la pleurésie. Dans cette dernière maladie, la complication s'est parfois produite si sourdement, qu'elle a passé méconnue jusqu'au moment où la mort a été subitement causée par l'embolie du caillot oblitérant qui, transporté de la veine crurale dans les cavités droites du cœur et de là lancé dans l'artère pulmonaire, y est devenu cause de la mort subite par l'arrêt soudain de la circulation.

L'autopsie, dans ces cas, tout en révélant la cause de la mort par embolie, a permis de constater le siége primitif et l'origine du caillot, dont la partie inférieure, retrouvée dans la veine du membre, pouvait lui être réunie bout à bout.

J'ai rapporté, dans mon livre sur la *granulie*, une curieuse observation de ce genre.

Mais ne nous éloignons pas du parallèle des symptômes initiaux de nos phlébites. Chez nos deux malades, le début a été tout autre; il a été marqué par du frisson, par une exacerbation de l'état fébrile, en même temps que par une très-vive douleur sur le trajet des veines. La pression y était insupportable, l'expression de la face trahissant immédiatement l'intensité de la douleur.

En un mot, il y avait une vivacité de symptômes, une acuité de l'état pathologique qui nous parut donner à cette espèce de phlébite une phyionomie spsécale.

La marche et la durée de la maladie nous ont aussi présenté quelque chose d'insolite. En même temps que s'éteignait sur les ointures l'inflammation rhumatismale, en même temps que disparaissaient la douleur sur le trajet des veines et les troubles de l'état général, le volume et la dureté du caillot oblitérateur conservaient les mêmes caractères, et l'œdème du membre restait aussi considérable. La lenteur avec laquelle s'accomplit l'évolution de cette espèce de phlébite est telle, qu'aujourd'hui, après une durée de plus de trois mois, la circulation n'est pas encore rétablie dans les vaisseaux.

L'inflammation rhumatismale qui produit quelquefois des désordres si permanents sur la membrane interne du cœur n'aurait-elle point agi sur celle des veines d'une façon semblable, dans ces cas; et la persistance insolite de l'oblitération des vaisseaux ne peut-elle pas être attribuée ici à un travail pathologique de même nature que celui qui succède à l'endocardite rhumatismale aiguë? C'est probable.

L'autopsie serait nécessaire pour résoudre définitivement ces questions. Mais fort heureusement pour nos malades, leur état général est excellent et rien ne paraît, pour le moment, menacer leur existence.

N'était même cette gêne de la marche, occasionnée par l'œdème du membre qui, chez le n° 45, conserve encore un volume si considérable, ces malades pourraient actuellement sortir de l'hôpital. Cependant, je crois qu'il est de leur intérêt de ne pas leur laisser reprendre leur travail avant que la circulation supplémentaire soit établie dans les veines collatérales, de manière que l'infiltration œdémateuse du membre perde d'aussi fortes proportions.

Les veines oblitérées redeviendront-elles perméables au bout d'un certain temps? c'est ce qu'il nous est impossible de dire aujourd'hui. Dans beaucoup de phlébites accidentelles qui surviennent dans le cours des maladies aiguës, le caillot se redissout et la circulation se rétablit dans les vaisseaux momentanément obstrués; mais l'exsudation fibrineuse qui a dû s'interposer entre le caillot et les parois de la veine, par l'effet de la phlegmasie rhumatismale, permettra-t-elle le retour des choses à l'état physiologique? c'est, je vous le répète, ce que l'observation ultérieure pourra seule nous apprendre.

Quoi qu'il en soit, il m'a paru utile de fixer votre attention sur cette complication que vous n'aviez pas encore observée dans le cours du rhumatisme. Elle se montrera peut-être moins rare que nous ne le pensons, actuellement que l'attention est éveillée sur sa possibilité, et il suffira peut-être de la chercher chez les rhumatisants pour la trouver désormais dans un certain nombre de cas.

Le traitement de cette espèce de phlébite a-t-il été chez ces malades tout ce qu'il devait être? J'en doute aujourd'hui, en voyant la durée de la maladie et la persistance de l'oblitération des vaisseaux.

La médication antiphlogistique, si puissante contre l'endocardite aiguë rhumatismale, ne nous aurait-elle pas rendu ici un important service, si nous y avions eu recours au début de la maladie? C'est possible, et nous tiendrons compte de ces observations pour l'avenir.

OBSERVATION XII.

Phlébite rhumatismale (M. Fleury de Langon). Gazette des hôpitaux, janvier 1869.

M. C..., âgé de 50 ans, d'un tempérament sanguin, robuste, a été atteint d'un rhumatisme articulaire aigu il y a onze ans. Cette première atteinte a présenté cette particularité que les deux articulations tibio-tarsiennes seules ont été affectées. Cette première attaque, du reste, n'a été accompagnée d'aucune complication du côté du cœur.

Seulement, quelque temps après, M. C... a vu se développer des varices à la jambe droite, varices que l'on doit sans doute attribuer aux fatigues de la marche plutôt qu'à une influence quelconque du rhumatisme, car les veines n'avaient offert aucun phénomène particulier pendant l'état d'acuité de la maladie. Ces varices étaient assez développées pour que le malade dût porter un bas lacé afin de les soutenir modérément.

Le 14 février 1868, M. C... est atteint d'une récidive de rhumatisme articulaire aigu. Cette fois, l'articulation tibio-tarsienne gauche est seule affectée sérieusement, c'est à peine si la jointure correspondante à droite est gonflée et douloureuse. Aussi le traitement, en raison du peu d'intensité des symptômes, ne consiste que dans le repos et la chaleur; quand, au quatrième jour de la maladie, les articulations cessent de présenter aucun phénomène morbide, et une méningite des plus violentes se déclare, accompagnée d'un délire persistant de paroles et d'actions. Cette méningite fut combattue par plusieurs applications de sangsues et par le sulfate de quinine à haute dose ; elle fut opiniâtre et la guérison fut obtenue difficilement.

La convalescence fut longue à s'établir et demanda tout le mois de mars pour se confirmer. Enfin, le 5 avril, elle parut définitive et le malade sortit par une température assez fraîche.

Le 10 avril, il fut pris d'un frisson violent, de fièvre, de délire, et, toutefois, cette rechute n'eut pas une grande gravité, les phénomènes demeurèrent presque muets du côté des articulations, et, après quelques jours, le délire et la fièvre avaient disparu. Le traitement employé fut encore le sulfate de quinine.

Mais c'est alors qu'on observa un accident nouveau. Le 14 avril, le malade se plaignit d'une douleur qui s'étendait depuis l'aine jusqu'au jarret du côté droit. On se rappelle que l'articulation tibio-tarsienne de ce côté avait été la moins affectée, mais aussi que les varices occupaient la jambe droite. On augmentait singulièrement la douleur en exerçant une pression, même modérée, suivant le trajet de la veine saphène interne depuis le pli de l'aine jusqu'au jarret, et on pouvait constater au toucher l'existence d'un cordon dur qui ne pouvait être que cette veine enflammée et dont le calibre était occupé par des productions fibrineuses. Le pied et la jambe présentaient un œdème considérable qui conservait la trace du doigt, et la cuisse elle-même était le siége d'un empâtement prononcé surtout en dedans. Le malade pouvait difficilement mouvoir sa jambe droite dans le lit, à cause du gonflement et de la douleur ; et il lui était encore plus impossible de la supporter dans une position déclive et de marcher. Ces signes étaient suffisants pour établir le diagnostic d'une *phlébite de la veine saphène interne*, et il était évident que les vaisseaux lymphatiques n'étaient le siége d'aucune altération.

En même temps que cet accident local très-fâcheux se manifestait, l'état général commençait à s'aggraver, et la famille, justement inquiète, provoqua une consultation qui eut lieu le 23 avril ; voici quel était l'état du malade à cette époque :

Toutes les articulations étaient libres, la fièvre était modérée, le pouls peu fréquent, mais vibrant, la chaleur de la peau était bonne, le délire avait disparu et il y avait un peu de sommeil. L'appareil respiratoire n'offrait absolument rien d'anormal, les plèvres étaient intactes. Le cœur fut exploré très-attentivement ; le jeu des valvules était parfaitement régulier, l'affection rhumatismale ne l'avait nullement attaqué.

Le diagnostic de la phlébite fut admis sur les signes que je viens de décrire; et il nous parut rationnel et conforme à la nature du rhumatisme qui a pour siége le système séreux. Cette phlébite nous apparut comme la manifestation locale d'un rhumatisme qui avait toujours eu, dans sa marche, quelque chose d'anormal. Et, bien que la phlébite rhumatismale soit extrêmement rare, il ne nous parut pas possible de reconnaître une autre nature à celle que nous observions et que nous ne pouvions rapporter à aucune autre cause, la malade n'ayant été atteinte d'aucune blessure de la veine, d'aucune contusion, etc.

On pourrait peut-être objecter que l'état général du malade commençait à s'altérer, et que, pour ce motif, il serait possible de rapprocher sa phlébite de celle qui se manifeste à la période ultime des cachexies. Mais l'état du malade ne justifiait pas ce rapprochement, sa face présentait encore une bonne couleur, et le corps tout entier était bien loin d'offrir cette maigreur excessive et cette décoloration des tissus qui sont le cachet des maladies chroniques incurables. Lors même que l'on accorderait que cette opinion est peut-être soutenable, la phlébite, dans ce cas, n'en demeure pas moins liée au rhumatisme, et ce mode de terminaison, cet accident dans le cours de la maladie, ne mérite pas moins d'être pris en considération.

Pour le pronostic, en raison surtout de la nature rhumatismale de l'affection, nous n'éprouvions pas la crainte de voir se développer une infection purulente. Naguère encore ce redoutable accident était regardé comme la seule terminaison funeste de la phlébite, non pas seulement de la phlébite traumatique, mais encore de la phlébite spontanée, ainsi que le témoignent ces phrases que je lis dans le *Traité de pathologie interne* de M. Grisolle (pages 404 et 405, édit. 1846). « Dans toute phlébite il peut y avoir infection du sang par le pus qui est sécrété dans la veine. C'est toujours par l'infection du sang, et par les lésions qui en sont la suite, que la phlébite amène la mort des malades. » Avant les travaux modernes sur l'embolie, les cas de mort subite, d'ailleurs assez rares dans la phlébite, demeuraient inexpliqués, mais ces nouvelles notions devaient nous faire craindre un autre accident que l'infection purulente, c'est-à-dire la *mort subite par embolie*.

Comme signes d'une aggravation dans l'état général, nous avions à noter le découragement qui avait suivi cette rechute et les accidents dont elle était accompagnée, l'épuisement des forces produit par la longueur de cette grave maladie qui était au soixante-neuvième jour, un hoquet très-fatigant, la perte de l'appétit et l'altération du sang qui était attestée par deux signes non équivoques : 1° une stomatite aphtheuse qui couvrait la langue, les parois buccales et le pharynx d'une sécrétion pseudo-membraneuse, d'apparence caséeuse et qui causait au malade une gêne très-pénible; 2° une eschare commençante au sacrum.

Le traitement adopté fut celui-ci : température à 18°, flanelle sur toutes les articulations, potion gommeuse avec extrait mou de quinquina, 3 grammes ; — et localement : injections à grande eau dans la bouche ; toucher les surfaces diphthéritiques avec une solution d'argent au dixième, et des cataplasmes sur la cuisse et sur la jambe.

Ceci se passait le 23 avril. A dater de ce jour, un amélioration se manifesta. Le 25, l'appétit se prononça; le 28, disparition du hoquet.

Le 2 mai, la bouche et le pharynx sont entièrement débarrassés de fausses membranes qui cessent de se reproduire; seulement, le malade avale difficilement les liquides.

Le 23 mai, soixante-dix-neuvième jour, face bonne, calme, tête reposée, respiration et cœur à l'état normal, pouls peu fréquent; la cuisse droite n'est plus enflée, elle est souple, non douloureuse, même sur le trajet de la veine saphène interne ; le pied est encore œdématié; l'appétit est satisfaisant. L'état du malade est donc assez bon en apparence, mais nous sommes à la période de résolution où les caillots peuvent se détacher; je recommande les précautions les plus minutieuses : pas d'émotions, le silence, éviter tout déplacement, tout mouvement brusque, etc., quand tout à coup, après avoir déjeuné, le malade se plaint d'avoir un mal d'estomac, penche la tête et meurt.

L'autopsie n'a pu être faite, mais M. Fleury ne doute pas que son malade n'ait succombé à une embolie.

Il regrette de n'avoir pas eu recours à l'application d'une ligature sur le membre, entre le cœur et l'extrémité du caillot, pour éviter cet accident.

OBSERVATION XIII.

(Rhumatisme blennorrhagique. — Phlébites rhumatismales.
(Recueillie par M. Fouilloux, interne des hôpitaux, dans le service de M. Isambert

X....., âgé de 17 ans, apprenti boucher, entre, le 6 février 1869, à l'hôpital de la Pitié, salle Saint-Michel, n° 14, service de M. Isambert.

Ce jeune homme s'est livré pour la première fois au coït il y a un mois environ, et, depuis, il ne s'est pas aperçu que ce coït fût suivi d'aucune conséquence fâcheuse pour sa santé. C'est seulement cinq jours environ avant son entrée à l'hôpital qu'il fut pris d'une céphalalgie violente accompagnée de nausées, de lombago, etc. Il y a deux jours, apparurent de la douleur et de la pesanteur dans le testicule gauche.

Le 7 février, le malade est dans l'état suivant : état saburral de la langue, qui est rouge à la pointe et sur les bords ; inappétence absolue; facies rouge ; céphalalgie vive ; abdomen plutôt aplati que ballonné ; un peu de gargouillement iléo-cæcal.

Contractions fibrillaires isolées du biceps ; pouls, 100 ; température axillaire, 38°,3/5 ; respiration, 28 par minute.

Tuméfaction du testicule gauche, affectant principalement l'épididyme qui est très-douloureux à la pression et spontanément, surtout dans la portion déclive. Le cordon spermatique, volumineux, est également douloureux ; phimosis assez prononcé, qui permet pourtant de découvrir le méat urinaire rouge, d'où s'écoule une sérosité louche.

Il existe du lombago et une artralgie polyarticulaire siégeant surtout sur les membres inférieurs et sur le membre supérieur du côté droit, qui, du reste, a été il y a quelques jours soumis à une cause de contusion assez violente.

Diagnostic. Blennorrhagie, orchite blennorrhagique, rhumatisme.

Traitement. Repos au lit; tisane de graine de lin ; copahu et cubèbe ; suspension du testicule malade, à l'aide de la plaque de gutta-percha ; 3 sangsues sur le trajet du cordon.

Le 8. Facies rouge ; peau chaude et sèche ; 40°,1/5 dans l'aisselle gauche ; langue blanchâtre ; soif vive ; 3 selles liquides dans les vingt-quatre heures.

Le testicule droit se prend à son tour; œdème et coloration rouge du scrotum; épanchement douloureux du genou gauche.

Gonflement douloureux et rouge du bras droit, avec sensation de cordon arrondi, noueux, le long du trajet de la veine humérale; membre arrondi *en gigot*.

Douleur dans le côté droit.

Prescription. Émétique en lavage.

Le 9. Épistaxis dans la journée; langue sèche, rouge à la pointe; pouls, 116, dicrote et dépressible; respiration, 32; température axillaire, 40°,1/5; le reste *ut supra*. Le malade est toujours dans un état typhoïde assez prononcé; le bras droit toujours aussi gonflé.

Prescription. Sulfate de quinine, 0,50 centigr.; vésicatoire sur le genou gauche.

Le 11. La fièvre est tombée; la langue est encore un peu sèche; le gonflement du bras est maintenant peu douloureux; la rougeur disparaît, la rénitence générale est moindre; le membre est surtout œdémateux.

L'orchite est, des deux côtés, beaucoup moins volumineuse et moins douloureuse; la peau des bourses est le siége d'une desquamation étendue.

L'écoulement uréthral est toujours insignifiant.

Le 12. Même état; l'orchite, surtout celle du côté gauche, est en voie de guérison rapide; la tuméfaction du bras est de plus en plus œdémateuse; on sent de plus en plus distinctement sur le trajet de la veine humérale un cordon dur, douloureux, et, de loin en loin, des nodosités saillantes.

Toujours sulfate de quinine (0,50 centigr.); sur les parties douloureuses, frictions d'onguent napolitain belladoné et cataplasmes.

Le 14. Deux frissons de chacun dix minutes dans la journée : l'un à trois heures, l'autre à cinq heures et demie du soir; langue sèche, insomnie, soif vive; pouls, 112; respiration, 24; température axillaire, 39°,2/5.

L'orchite va toujours s'améliorant; l'écoulement uréthra n'augmente pas.

L'empâtement du membre supérieur droit se limite en une tuméfaction œdémateuse de la face interne du bras; vers la partie moyenne seule, une teinte bleuâtre, des restes d'ecchymoses indiquent l'état phlegmoneux antérieur des membres et peut-être la contusion qu'il a subie.

Mais, d'autre part, le membre inférieur gauche, situé dans la demi-flexion et la rotation en dehors, est douloureux spontanément et à la pression ; il est augmenté de volume, et le siége d'un empâtement général, sans rougeur à la peau. Sauf au niveau du point où la saphène se jette dans la veine fémorale, on n'y sent pas de cordon induré.

De son côté, le membre inférieur droit est aussi immobile et douloureux à la pression ; il est dans l'extension et la rotation en dedans. Pas de tuméfaction.

Le 15. Le gonflement du bras droit et de la jambe gauche diminue ; le membre inférieur droit devient plus douloureux, surtout au niveau du triangle de Scarpa et quand on exerce une pression sur ce point. L'articulation tibio-tarsienne aussi est extrêmement sensible.

Ce même jour apparaît une gingivite, et, sur la paroi thoracique, une éruption copahique formée de taches rouges, irrégulières, légèrement saillantes, prurigineuses, disparaissant momentanément par la pression du doigt. Le malade porte d'ailleurs d'ancienne date de larges plaques de psoriasis au devant de l'éminence tibiale antérieure de chaque côté.

L'état général est encore assez mauvais : pouls, 116 ; respiration, 36 ; température axillaire, 39°,3|5 ; suppression du copahu.

Le 16. L'état général s'améliore : pouls, 112 ; respiration, 24 ; toutefois le malade a eu encore six selles dans les vingt-quatre heures et deux légers frissons, l'un à onze heures, l'autre à quatre heures ; langue humide ; l'éruption copahique est toujours intense ; elle s'accompagne maintenant d'une éruption miliaire abondante sur la partie recouverte de cataplasmes (membre supérieur droit et inférieur gauche). — Sulfate de quinine.

Le 17. Pouls, 96 ; respiration, 24 ; l'éruption copahique pâlit ; l'éruption miliaire est dans tout son éclat ; le gonflement des membres diminue.

Le soir, il y a eu, vers une heure, encore un léger frisson ; pouls, 116 ; respiration, 24 ; température, 39°,3|5.

Le 18. Pouls, 112, fort et plein ; respiration, 24 ; température, 39°,1|5 ; l'éruption reste stationnaire ; l'œdème du bras droit, bien que limité à une portion du bras peu étendue, est considérable en ce point ; le cordon formé par la veine est très-appréciable au toucher.

Le 21. Un peu d'épistaxis et un léger frisson dans la journée d'hier.

Le 24. L'état général satisfaisant ; l'œdème du membre supérieur droit se limite de plus en plus à la partie interne du bras mais les deux membres inférieurs sont complétement œdématiés du pied au pli de l'aine qui est le siége d'un engorgement ganglionnaire considérable de chaque côté ; la douleur y est très-vive, mais elle est considérablement et rapidement diminuée par la suspension du membre dans une sorte de hamac à claire-voie ; elle reparaît en même temps que l'engorgement se prononce davantage quand on néglige quelque temps cette suspension.

Le sacrum est érythémateux, avec tendance aux eschares.

Toujours pas d'écoulement uréthral.

2 mars. La santé va toujours s'améliorant.

Les symptômes de la phlébite du membre supérieur suivent la même marche décroissante ; l'engorgement des membres inférieurs diminue surtout à droite.

Le genou gauche reste le siége d'un épanchement qui a nécessité, le 27 février, l'application d'un second vésicatoire. — Julep avec teinture de colchique.

Le 8. L'état général est tout à fait satisfaisant ; le pouls garde seulement un peu de fréquence vers le soir (116).

Au bras droit, on ne sent plus que l'induration du tissu cellulaire sous-cutané à la partie inférieure et interne. La jambe droite, qui n'est plus suspendue depuis quelques jours, est encore un peu œdématiée ; les mouvements de l'articulation tibio-tarsienne y sont douloureux et difficiles ; le genou gauche est encore gonflé, douloureux, demi-fléchi, ne peut supporter aucun ouvement ; les tentatives d'extension, qui ne donnent presque aucun résultat, y déterminent des craquements articulaires ; le gonflement paraît dû à l'empâtement des tissus plutôt qu' la présence de liquide dans l'article ; sur le tronc, desquamation furfuracée ; la peau est partout un peu sèche.

On place le membre gauche dans une gouttière métallique pour obtenir l'extension. — Julep avec iodure de potassium, 0,50 centigr. par jour.

Le 16. Le gonflement du genou gauche diminue, mais lentement. — Frictions iodées tous les deux jours ; alimentation.

1er avril. Le malade est entré franchement en convalescence; et pourtant il existe un peu d'œdème des bras ; celui des membres inférieurs persiste aussi, surtout à gauche, bien qu'il diminue peu à peu ; mais le genou gauche reste gros, l'articulation est entourée de tissus épaissis, indurés, qui n'ont pas de tendance à se résorber. — Application de quelques raies de feu pour accélérer cette résorption.

Le 15. L'amélioration continue à se faire lentement; mais le malade ne se lève pas encore, et tout fait craindre qu'il ne reste longtemps à l'hôpital.

OBSERVATION XIV.

(Personnelle.)

Une jeune fille de 19 ans, domestique, d'une constitution assez forte, antérieurement bien portante, entre à l'hôpital de la Pitié, salle Sainte-Claire, no 6, service de M. Empis, le 17 novembre 1868.

Cette malade, qui habite Paris depuis plusieurs années, est entrée dans les premiers jours de septembre à l'hôpital de la Charité, où elle est restée un mois et demi. Elle ignore le nom de la maladie qui l'y a conduite, mais les symptômes qu'elle nous décrit, nous font supposer qu'elle eut une fièvre continue bénigne, comme on en rencontrait alors beaucoup dans les hôpitaux de Paris. Quoi qu'il en soit, il y a un mois (15 novembre) elle sortit de l'hôpital bien guérie, et fut dirigée vers l'asile de convalescence du Vésinet. Le jour même de son arrivée dans cet asile, sans qu'elle se souvienne de s'être refroidie pendant le voyage, elle fut prise subitement de douleurs articulaires aiguës qui l'obligèrent à prendre le lit qu'elle n'a pas quitté depuis. Depuis lors aussi, les douleurs parcoururent toutes les articulations sans laisser à la malade un moment de repos; depuis huit jours seulement sont apparus quelques battements du cœur.

Pendant le séjour au Vésinet, le traitement a consisté en sulfate de quinine, bains de vapeurs, vésicatoire au niveau de la hanche droite, sur laquelle le rhumatisme paraît s'être plus spécialement fixé.

La malade est renvoyée de l'Asile à l'hôpital sans amélioration aucune. Le jour de son arrivée, fatiguée sans doute par les secousses de la voiture qui l'a ramenée à Paris, elle est dans un état d'anxiété extrême ; elle évite tout mouvement, et le moindre attouchement lui fait pousser des cris peut-être exagérés. La respiration est fréquente, difficile, le pouls bat 128 pulsations à la minute ; la peau est chaude et moite, la face est rouge, animée, couverte de sueur. Les battements cardiaques sont précipités et superficiels ; le premier temps seul est légèrement prolongé à la base.

Le cou-de-pied et le genou du côté droit sont rouges, chauds, très-douloureux spontanément et surtout à la moindre pression, très-gonflés, et offrant la déformation caractéristique de l'épanchement articulaire. La hanche du même côté est douloureuse, grosse, généralement empâtée ; déjà la malade affecte de donner à son membre la position que nous verrons plus tard s'exagérer sous nos yeux, l'adduction avec rotation interne et raccourcissement apparent. A la surface de cette articulation, se trouve la trace d'un vésicatoire qui commence à suppurer.

Les articulations du membre supérieur sont prises aussi, mais médiocrement gonflées et douloureuses.

Les doigts des deux mains sont le siége de desquamation analogue à celle de la scarlatine ; pressée par nos questions, la malade se rappelle y avoir eu, un mois auparavant, des rougeurs fugaces accompagnées de démangeaisons.

Disons enfin qu'au niveau du tibia gauche, se voit une brûlure superficielle (cicatrisée quelques jours plus tard), brûlure causée par un bain de vapeurs.

Prescription : 1 gramme de sulfate de quinine à prendre en trois fois dans les vingt-quatre heures. — Panser le vésicatoire et la brûlure. — Deux bouillons pour toute nourriture.

Le 19. Les symptômes ne se sont ni amendés, ni aggravés ; la hanche droite est toujours le siége principal du rhumatisme. Le pouls est fréquent (110 à 120 pulsations par minute), la respiration moins anxieuse. La peau est chaude, la face couverte, surtout le soir, d'une sueur profuse.

Le 22. Pouls, 108 ; le reste *ut supra*. La dose du sulfate de quinine est portée à 1 gramme 50.

Le 23. Le souffle léger qui accompagne le premier temps du cœur s'est un peu accentué ; on ne l'entend pas dans les vaisseaux du cou.

Le 25. Pouls, 120 ; sueurs abondantes. Le genou du côté droit est très-rouge, très-gonflé, très-douloureux ; il contient beaucoup de liquide. — Six ventouses scarifiées sur le genou malade.

Le 26. L'inflammation de l'articulation fémoro-tibiale a diminué d'acuité.

C'est alors que l'intensité des douleurs qui se renouvellent à tout changement de position, appelle notre attention d'une façon spéciale sur l'état des membres inférieurs, où nous constatons ce qui suit :

La hanche droite est toujours douloureuse à la pression ; mais la douleur est modérée. Elle est très-forte, au contraire, quand on cherche à imprimer au membre des mouvements de totalité.

La position vicieuse qu'affectait le membre s'est exagérée : adduction, rotation interne, raccourcissement apparent de 8 centimètres environ, élévation du pli fessier et de la grande lèvre du même côté. De plus, le membre est œdématié dans toute son étendue, sans changement de coloration. La cuisse, à 15 centimètres au-dessus du bord supérieur de la rotule, mesure 37 centimètres ; celle du côté opposé, mesurée à la même hauteur, donne seulement 33 centimètres et demi ; soit : 3 centim. et demi de différence. L'œdème est dur, ne reçoit que difficilement l'impression du doigt ; il n'est pas douloureux dans la plupart des points. Au contraire, à la face interne de la cuisse la pression est insupportable sur tout le trajet des vaisseaux fémoraux ; on sent à ce niveau un cordon dur, volumineux, dont la pression est spécialement douloureuse. Il en est de même sous le jarret et le mollet ; mais dans ces derniers points, on n'a pas aussi nettement la sensation d'un cordon unique et bien limité. L'artère pédieuse continue à battre normalement ; on peut s'en assurer en déprimant méthodiquement au devant d'elle la peau œdématiée.

Le 27. Pouls, 116. Nouvelle mensuration qui donne à gauche 33 centimètres, à droite 37 centimètres et demi. Le sulfate de quinine est supprimé et remplacé par la vératrine administrée en pilules de 0,005 milligrammes à prendre toutes les deux heures, jusqu'à concurrence de 6 pilules.—Lavement émollient pour combattre la constipation. Bouillons et potages.

Le 28. L'administration d'une seule pilule de vératrine a été suivie de vomissements. La malade est calme, le pouls à 124 pourtant. Mensuration 33 et 37 centimètres.

Le 29. La malade a pu prendre 3 pilules. Pouls, 124. La douleur est toujours très-vive au niveau des vaisseaux.

Le 30. 5 pilules ont été supportées. Pouls, 120. Calme général Mensuration, 33 centimètres et 37 centimètres un quart.

1er décembre. *Ut supra.* Les douleurs articulaires sont très-modérées, excepté au niveau de la hanche droite. Le poignet gauche est encore le siége d'un léger gonflement. La malade prendra 8 pilules de vératrine.

Le 2. Pouls, 116. Mensuration, 33 à 36 centimètres un quart; pas de différence appréciable à la vue dans l'œdème. La pression donne toujours lieu aux mêmes sensations et à la même douleur au niveau des vaisseaux.

Le 3. La malade prend sans accidents ses 8 pilules. La constipation est difficile à vaincre. Il y a peu de sommeil; les sueurs persistent. La hanche seule est douloureuse spontanément, et la position vicieuse du membre persiste; la rotation du pied en dedans paraît même avoir augmenté. La malade évite de laisser reposer le membre sur les veines du mollet, devenues à leur tour douloureuses à la pression; le jarret est très-empâté. Mensuration, toujours au même niveau, 32 et demi et 35 centimètres.

Le 4. Même état; rien de nouveau du côté du cœur; le souffle léger déjà constaté est maintenant entendu dans les vaisseaux du cou.

Le 5. Pouls, 100. L'intensité de la douleur à la pression sur le trajet des vaisseaux reste la même.

Le 6 et le 7. Même état. La malade ayant eu quelques vomissements ne prendra plus que 4 pilules de vératrine.

Le 9. Mensuration, 32 et 34 centimètres et demi. Le pouls reste toujours à 116. 6 pilules.

Le 11 et le 12. *Ut supra.* Mensuration, 32 trois quarts et 33 centimètres et demi, et pourtant l'œdème ne semble pas diminuer beaucoup; c'est le membre qui maigrit. Mais l'œdème est devenu plus mou; il garde la trace du doigt qui le presse. Le cordon vasculaire est encore facile à sentir, mais moins facile à isoler, surtout au jarret. La douleur persiste avec les caractères que nous lui avons assignés, mais elle est moins intense.

Le 17. Pouls, 100. État général satisfaisant. Suppression de la vératrine. Le malade commence à manger quelques aliments solides. — Sirop antiscorbutique, une cuillerée à bouche.

Le 19. Quelques douleurs nouvelles sont apparues dans les articulations du membre inférieur gauche et dans les coudes. Le souffle chloro-anémique a pris un peu d'intensité.

L'œdème du membre inférieur droit paraît avoir augmenté; la mensuration donne 31 centimètres et demi et 34 centimètres et demi. Dans la fosse iliaque, du côté droit, existe une rénitence considérable; en déprimant la paroi, on sent là comme à la cuisse un cordon dur qui ne peut être autre que la veine iliaque externe nouvellement oblitérée. Cette pression n'est nullement douloureuse. La malade mange seulement une demi-portion.

Le soir, l'état général est bon, à part un peu de dyspnée; 30 respirations à la minute, 124 pulsations.

Le 22. Pouls, 112.

Le 28. Mensuration, 30 centimètres et demi à gauche, 33 centimètres et demi à droite. Le cordon veineux est peu douloureux au niveau de la cuisse et du mollet; il l'est davantage au niveau du jarret. Enfin, la sensibilité est devenue assez vive au niveau du cordon iliaque. Les mouvements sont un peu plus faciles. La malade mange encore fort peu; elle prendra dorénavant, outre le sirop antiscorbutique, 0,50 iodure de potassium par jour. La hanche et la cuisse droites seront recouvertes de cataplasmes de ciguë.

6 janvier 1869. Santé générale bonne; la malade mange deux portions. Les mouvements de la hanche sont possibles dans une petite étendue; l'adduction et la rotation sont moins exagérées. Le raccourcissement du membre et la déviation du bassin sont toujours considérables. L'œdème persiste. Sur le trajet de la saphène, de la crurale et de l'iliaque, existent toujours de la sensibilité et de l'empâtement; mais on n'y sent plus, comme autrefois, de cordon facile à limiter.

Le 29. Je revois la malade. La santé générale est très-satisfaisante; l'appétit est bon, l'embonpoint revient (l'émaciation n'a jamais été très-prononcée); la malade se lève et marche difficilement, du reste, à l'aide d'un bâton. Le membre inférieur droit est encore empâté, bien qu'il ne conserve plus l'impression du doigt (du moins quand la malade est au lit); la mensuration faite comme ci-dessus donne 33 centimètres et demi et 36 centimètres et demi. On ne sent plus de cordon veineux induré en aucun point. Plus de sensibilité à la pression.

La hanche, peu douloureuse, est toujours peu mobile et conserve sa position vicieuse.

1er mars. Santé générale excellente. L'empâtement du membre malade n'a pas beaucoup diminué. La marche est toujours difficile.

1er avril. L'amélioration locale est toujours des plus lentes. La malade conserve une arthrite chronique de la hanche. Elle quitte l'hôpital dans cet état, vers le 8 avril.

OBSERVATION XV.

(Personnelle.)

Le 25 novembre 1868 entre à l'hôpital de la Pitié, salle Sainte-Claire, n° 21, service de M. Empis, une femme âgée de 62 ans, exerçant la profession de marchande de gaufres, profession qui, peu lucrative d'ailleurs, l'oblige à se tenir pendant l'hiver sous un porte-cochère ouverte à tous les vents.

Cette femme est rhumatisante. Il y a huit ans, elle eut une première attaque de rhumatisme articulaire aigu, sévère et de longue durée. Depuis lors, et surtout dans ces dernières années, elle est sujette à des battements de cœur; les membres inférieurs sont fréquemment œdématiés, bien qu'elle n'ait pas de varices; la face est le siége d'une infection capillaire qui y dessine des réseaux de coloration variable.

La peau est partout sèche et rugueuse; la malade nous dit avoir souffert longtemps de dartres (du psoriasis sans doute) disparues depuis six mois environ.

Le 23 novembre, sans malaise antérieur, notre malade a été prise d'un frisson violent, puis apparurent les douleurs polyarticulaires qui l'amenèrent à l'hôpital.

Le 25, jour de l'entrée, l'articulation tibio-tarsienne droite et le genou gauche sont rouges, gonflés, très-douloureux; les coudes et les épaules sont aussi un peu gonflés, la pression seule y est modérément douloureuse. Le cou est roide, généralement douloureux spontanément et à la pression; la malade immobilise ses articulations vertébrales quand elle change de position.

La matité cardiaque est augmentée, mais difficile à limiter. A l'auscultation, les bruits du cœur peu appréciables, très-sourds; ils paraissent réguliers pourtant; on n'entend aucun bruit anormal

L'artère radiale bat 108 pulsations; le pouls est fort et résistant.

Le 26. Mêmes phénomènes à la visite du lendemain matin.

Traitement. 2 bouillons, 2 pots de limonade; prendre toutes les deux heures une pilule de 1/2 centigr. de vératrine.

Le soir, pouls 92. La malade a vomi après la deuxième pilule; elle en prend deux autres jusqu'au lendemain matin.

Le 27. Pouls, 100. Peau chaude, face très-injectée. La malade se plaint encore de douleurs d'estomac. L'état des articulations reste le même; la vératrine est supprimée, et la malade prend : huile de ricin, 30 gr.

Le 28. Pouls, 100. Calme. Les articulations sont peu douloureuses; on donne de nouveau la vératrine, qui le lendemain et le surlendemain est bien supportée à la dose de 3 centigrammes en 6 pilules.

Le 30. Pouls, 100. Peau chaude et moite. Les douleurs sont très-vives dans les cous-de-pied et l'épaule droite.

1er décembre. Pouls, 80. L'avant-bras droit, siége d'une ancienne fracture du radius non réduite, et ayant conservé la déformation caractéristique, est un peu œdématié, le dos de la main l'est davatage. La mensuration, pratiquée à la réunion du tiers inférieur et des deux tiers supérieurs de l'avant-bras, à 17 cent. au-dessous de l'épitrochlée, donne, du côté droit, 18 c. 1/2; du côté gauche, 16 c. 1/2.

Le long du bord interne du biceps, on sent, outre l'artère pulsatile, un cordon dur dont la pression cause une douleur presque intolérable. Le bras n'est du reste pas œdématié. Aucun changement de coloration sur les téguments du membre.

Le soir, tous ces phénomènes ont disparu, et la mensuration pratiquée des deux côtés au même niveau que le matin, donne 16 cent. 1/2 de part et d'autre. Pouls, 84. Moiteur et chaleur générales. Les genoux et les cous-de-pied sont douloureux.

Le 3. Le rhumatisme occupe encore les genoux, et a envahi le poignet gauche et les gaînes tendineuses des muscles de l'avant bras.

Le 4. Pouls, 80. La main droite est prise à son tour. La vératrine ayant de nouveau occasionné des vomissements est rem placée par le sulfate de quinine, 0,60 cent., en 3 paquets.

Le 5. Pouls, 100. Douleur au poignet et à l'épaule gauche.

Le 6. Pouls, 80. Mieux.

Le 7. Pouls, 96. Un peu de vertige déterminé par le sulfate de quinine. Le coude droit seul est aujourd'hui légèrement douloureux.

Le 9. Sulfate de quinine, 1 gr., qui est bien toléré.

Le 11. Il ne reste que quelques douleurs erratiques qui disparaissent quelques jours plus tard. La malade commence à manger. Le traitement est suspendu. Les symptômes cardiaques n'ont pas varié depuis le début de la maladie. Quant aux phénomènes si fugaces qui se sont manifestés dans l'avant-bras droit, ils ne se sont pas reproduits.

TABLE DES MATIÈRES

Paris. A. PARENT, imprimeur de la Faculté de Médecine, rue Mr-le-Prince, 31.

Paris. A. PARENT, imprimeur de la Faculté de Médecine, rue Mr-le-Prince, 31.

www.ingramcontent.com/pod-product-compliance
Ingram Content Group UK Ltd.
Pitfield, Milton Keynes, MK11 3LW, UK
UKHW020339230726
13925UKWH00003B/870